临床内科疾病诊疗与药物应用

刘诗英　胡　静　袁厚兰　王泌宝　史瑞红　刘水仙　主编

汕頭大學出版社

图书在版编目（CIP）数据

临床内科疾病诊疗与药物应用 / 刘诗英等主编. --
汕头 : 汕头大学出版社, 2024.4
ISBN 978-7-5658-5276-3

Ⅰ. ①临… Ⅱ. ①刘… Ⅲ. ①内科－疾病－诊疗 ②
内科－疾病－药物疗法 Ⅳ. ①R5

中国国家版本馆CIP数据核字(2024)第083399号

临床内科疾病诊疗与药物应用
LINCHUANG NEIKE JIBING ZHENLIAO YU YAOWU YINGYONG

主　　编：刘诗英　胡　静　袁厚兰　王泌宝　史瑞红　刘水仙
责任编辑：陈　莹
责任技编：黄东生
封面设计：刘梦杳
出版发行：汕头大学出版社
　　　　　广东省汕头市大学路243号汕头大学校园内　邮政编码：515063
电　　话：0754-82904613
印　　刷：廊坊市海涛印刷有限公司
开　　本：787mm × 1092mm　1/16
印　　张：9.25
字　　数：195千字
版　　次：2024年4月第1版
印　　次：2024年4月第1次印刷
定　　价：68.00元
ISBN 978-7-5658-5276-3

编委会

主　编　刘诗英　胡　静　袁厚兰

王泌宝　史瑞红　刘水仙

副主编　杨春会　赵　晶　刘海钰

赵　坤　李大伟　牛珊珊

郭冠男　解海霞　李玉雯

武凌云

前 言

近年来，随着基础医学理论与技术的蓬勃发展，临床医学内容的不断更新与深入，人民生活的环境条件不断变化，临床上常见病的疾病谱也在逐渐改变，疾病的诊断、治疗手段也在不断进步。为适应医学科学和临床研究迅速发展的形势，内科学这个大的学科也相应进入一个飞速发展的阶段。

内科学与许多基础学科和其他临床学科有着密切关系，所阐述的内容在整个临床医学的理论和实践中具有普遍意义，是学习和掌握其他临床学科的重要基础。药物是防治疾病的有力武器，在现代医疗中占有非常重要的地位。随着国内外医药行业的发展，越来越多的药物与剂型进入临床使用。因此，对症用药是每位临床医师随时需要面临的考验，同时也是临床医师需要不断进行研究的课题。为适应这一需要，不断总结和丰富临床诊治经验，提高内科医师解决常见和疑难问题的能力，特写作本书。

本书围绕“临床内科疾病诊疗与药物应用”这一主题，以脑血管疾病为切入点，由浅入深地阐述了脑血管疾病、脑梗死、脑出血，并系统地论述了神经变性疾病等内容，诠释了糖尿病及其并发症、甲状腺疾病的相关内容，以期为读者理解与践行临床内科疾病诊疗与药物应用提供有价值的参考和借鉴。本书内容详实、条理清晰、逻辑合理，兼具理论性与实践性，适用于从事相关工作与研究的专业人员。

本书在写作的过程中，由于笔者水平所限和时间仓促，书中难免存在缺点和疏漏，敬请专家和广大读者批评指正。

目 录

第一章 脑血管疾病

第一节 脑血管疾病的概述

脑血管疾病的发病率、死亡率、致残率及再发率均高，其与心脏病及恶性肿瘤构成了人类的三大死因。因此，在对脑血管疾病进行有效治疗的同时，积极对脑血管疾病进行预防非常重要。

一、脑血管疾病的流行病学

近年来，我国的流行病学资料表明，与西方发达国家相比，我国脑血管疾病的发病率和死亡率明显高于心血管疾病。全国每年新发脑卒中患者约为200万人，每年死于脑卒中的患者为150万～200万人。根据国内的流行病学资料可知，脑卒中的发病率和死亡率男性显著高于女性，男女之比为1.1～1.5：1。随着人民生活方式的改变及人口的老龄化，脑卒中的发病年龄有提前趋势，但高发年龄逐渐向后推迟。还有研究表明，脑血管疾病的发病情况与社会经济状况、职业及种族等有关。

二、脑血管疾病的预防

脑血管疾病的预防主要是控制危险因素。脑卒中的危险因素分为可干预性和不可干预性两类。可干预性危险因素是脑卒中预防主要针对的目标，包括高血压、心脏病、糖尿病、血脂异常、高同型半胱氨酸血症、吸烟、酗酒、肥胖、动脉粥样硬化、口服避孕药物、肺炎衣原体感染、情绪应激、抗凝治疗等，其中控制高血压是预防脑卒中发生的最重要的环节。不可干预性危险因素包括年龄、性别、种族、遗传因素等。脑血管疾病的预防包括一级预防和二级预防。

（一）一级预防

脑血管疾病一级预防是指发病前的预防，即通过早期改变不健康的生活方式，积极主动地筛查及控制各种危险因素，从而达到使脑血管疾病不发生或者推迟发生的目的。

1.防治高血压

高血压是脑出血和脑梗死最重要的危险因素，血压越高，脑卒中发病风险越高，控制高血压是预防脑卒中发生和发展的核心环节。高血压的防治措施包括：定期监测血压，限制食盐的摄入量，减少膳食的脂肪含量，减轻体重，进行适当的体育锻炼，戒烟，减少饮酒，保持乐观心态，提高抗应激能力，以及长期坚持口服降压药物的治疗。一般患者血压应该控制在140/90mmHg以下，伴糖尿病或肾病的高血压患者依据其危险分层及耐受性，血压控制目标还可进一步降低。

2.防治心脏病

心房颤动、瓣膜性心脏病、冠心病、充血性心力衰竭、扩张型心肌病及先天性心脏病等均为脑血管疾病的危险因素，其中以心房颤动（包括阵发性心房颤动）最为重要。心脏病常引起脑栓塞，预防措施主要是应用抗凝药物。常用的口服抗凝药物为华法林，新型口服抗凝药物利伐沙班、达比加群酯等可用于非瓣膜性心房颤动患者。对于冠心病、心力衰竭等，还要积极治疗原发病；对于瓣膜性心脏病、先天性心脏病等，可酌情进行外科手术或介入治疗。

目前有一些评分标准可用于对心房颤动患者进行风险分层及指导抗栓药物应用，常用的有$CHADS_2$及CHA_2DS_2-VASc等，CHA_2DS_2-VASc更为常用。CHA_2DS_2-VASc评分≥2分的非瓣膜性心房颤动患者应该接受抗凝治疗；CHA_2DS_2-VASc评分为1分的非瓣膜性心房颤动患者可酌情进行抗凝或抗血小板治疗；无其他危险因素且年龄＜65岁的女性，CHA_2DS_2-VASc评分虽为1分，以及CHA_2DS_2-VASc评分为0分的非瓣膜性心房颤动患者不需要进行抗凝治疗；所有的瓣膜性心房颤动患者都应该进行抗凝治疗；对于存在抗凝治疗禁忌或拒绝接受抗凝治疗的患者，可使用抗血小板药物治疗；应结合患者的出血风险进行抗栓药物的选用。

3.防治糖尿病

高血糖是缺血性脑卒中发病的独立危险因素，糖尿病患者发生脑卒中的风险增加，而大约20%的糖尿病患者最终将死于脑卒中。而且糖尿病患者中，动脉粥样硬化、肥胖、高血压及血脂异常等的发生率均高于相应的非糖尿病患者群。对于一般的糖尿病患者，空腹血糖应控制在7.0mmol/L以下，餐后血糖应控制在10.0mmol/L以下，HbA1c应控制在7%以下，同时应注意避免低血糖的发生。对糖尿病患者要进行疾病的基础知识教育，使其合理饮食，进行适当的体育锻炼和应用药物治疗。

4.防治血脂异常

高胆固醇血症、HDL-C降低及LDL-C增高等是动脉粥样硬化的危险因素。血脂异常伴高血压、糖尿病、心血管疾病患者为脑卒中高危/极高危状态，此类患者不论基线

LDL-C水平如何，均提倡采用他汀类药物治疗，将LDL-C降至1.8mmol/L以下或使LDL-C水平比基线下降30%～40%。防治血脂异常应强调以控制饮食及体育锻炼为主，辅以药物治疗，如他汀类药物。合并有高血压、糖尿病、吸烟等其他危险因素者应改变不健康的生活方式，并定期复查血脂。

5.戒烟

烟草中含有的尼古丁可以使血管痉挛、血压升高以及加速动脉粥样硬化等。吸烟是缺血性脑卒中和蛛网膜下腔出血的确切的独立危险因素，可使缺血性脑卒中风险增加近1倍，使蛛网膜下腔出血的风险增加2～4倍。戒烟可使脑卒中和其他心血管事件的发生风险迅速降低，可降至接近却无法达到从不吸烟者的水平，因此吸烟者应该戒烟，所有人都应避免被动吸烟，同时加强宣传教育。

6.限酒

有研究表明，少量饮酒可能降低缺血性脑卒中发生风险，而过量饮酒则增加缺血性脑卒中发生风险。饮酒量和出血性脑卒中的发生风险呈线性关系，饮酒量越大，风险越高。大量饮酒能够导致高血压、血液高凝状态、脑血流量减少以及心房颤动风险增加。研究表明，大量饮酒的高血压患者的血压难以控制，并因此增加脑卒中风险。因此，饮酒者不提倡大量饮酒，不饮酒者不提倡用少量饮酒的方法预防心脑血管疾病。

7.控制体重

目前认为男性腰围大于臀围和女性BMI增高是脑卒中的独立危险因素，这与肥胖易导致高血压、高血脂和糖尿病有关。国内对10个人群的前瞻性研究表明，肥胖者缺血性脑卒中发病的相对危险度为2.0。因此，肥胖和超重者应保持健康的生活方式及合理的饮食，适当减轻体重。

8.防治动脉粥样硬化

颅内及颈部的大动脉粥样硬化是缺血性脑血管疾病的重要危险因素。近年来，有研究表明主动脉弓粥样硬化也是缺血性脑血管疾病的危险因素之一。因此，对存在以上动脉粥样硬化病变的患者，应该积极筛查并控制其他脑卒中危险因素；对于存在不稳定动脉粥样硬化斑块或动脉粥样硬化性血管狭窄的患者，首选阿司匹林等抗血小板药物及他汀类药物治疗；对于重度颈动脉狭窄（＞70%）的患者，在全面综合考虑获益、风险及患者意愿的情况下，在有条件的地方可以考虑行颈动脉内膜切除术或颈动脉支架成形术治疗。

9.防治高同型半胱氨酸血症

高同型半胱氨酸血症可使动脉粥样硬化性血管疾病的发生风险增加2～3倍。对于血浆同型半胱氨酸水平升高者，应用叶酸、维生素B_6和维生素B_{12}联合治疗可以降低血浆同型半胱氨酸水平，但是降低血浆同型半胱氨酸水平能否减少脑卒中发生目前还不清楚。

10.适度的体育锻炼和合理膳食

规律的、适度的体育锻炼可以改善心脏功能，增加脑血流量，改善微循环，还可通过对血压、血糖和体重的控制起到预防脑卒中的作用。因此，要提倡饮食种类多样化，减少饱和脂肪（＜总热量的10%）和胆固醇（＜300mg/d）的摄入量，每日钠盐摄入应少于6g。

11.睡眠呼吸紊乱

有研究结果表明，睡眠呼吸暂停为脑卒中的独立危险因素，且脑卒中风险与睡眠呼吸暂停严重性相关[每小时呼吸暂停低通气指数（apnea-hypopnea index，AHI）≥20的人群脑卒中风险增加3倍]。目前，尚缺乏前瞻性随机试验来证明治疗睡眠呼吸暂停作为脑卒中一级预防的有效性，对有睡眠呼吸紊乱的高风险人群进行筛查，有条件时可行多导睡眠图监测睡眠呼吸紊乱，对有严重睡眠呼吸暂停的患者可以进行持续气道正压通气等治疗。

（二）二级预防

脑血管疾病二级预防是针对发生过脑卒中或TIA的患者，通过寻找脑卒中事件发生的原因，对所有可干预的危险因素进行治疗，从而达到降低脑卒中复发危险性的目的。研究表明，有脑卒中或TIA病史的患者，其再发脑卒中的风险比一般人群明显增加。因此，对已发生脑卒中或TIA的患者，应该选择必要的影像学检查或其他实验室检查以明确患者脑卒中的类型及相关危险因素，积极开展科学合理的二级预防。

1.控制危险因素

对于可干预的危险因素要进行病因学预防。

（1）控制高血压：控制血压是脑卒中和TIA二级预防中最重要的措施。对于合并高血压的脑卒中或TIA患者，应该控制血压，一般患者血压应该控制在140/90mmHg以下，同时应该根据患者年龄、基础血压、平时用药及可耐受性进行个体化调整。

（2）治疗血脂异常：应用降低LDL-C的药物是缺血性脑卒中和TIA二级预防中重要的组成部分。对动脉粥样硬化性缺血性脑卒中或TIA患者，应使用他汀类药物将血清LDL-C水平降至1.80mmol/L以下，若经他汀类药物治疗后患者LDL-C不能达到此目标值，可将把基线LDL-C水平降低50%作为替代目标。

（3）治疗糖尿病：糖尿病可增加脑卒中再发的风险。对于合并糖尿病的脑卒中或TIA患者，空腹血糖应控制在7.0mmol/L以下，餐后血糖应控制在10.0mmol/L以下，HbA1c应控制在7%以下，并注意避免低血糖的发生。同时，对糖尿病患者要进行疾病的基础知识教育，使其合理饮食，进行适当的体育锻炼和应用药物治疗。

（4）治疗心脏病：对于心源性栓塞性脑梗死或TIA患者，除了积极治疗心脏原发疾病以外，应根据情况应用抗凝药物以预防卒中再发。但是应该注意的是，对于梗死面积大、伴有出血性转化或有出血倾向等的患者，启动抗凝治疗的时间应充分考虑出血及再发脑卒中的风险。

心房颤动：在心源性脑栓塞中，心房颤动是最常见的一种原因。有研究报道，合并心房颤动（包括阵发性心房颤动）的缺血性脑卒中或TIA患者，其脑卒中发生风险可高达7%～10%。因此，对不明原因的缺血性脑卒中或TIA患者，可行长程的心电监测以提高对潜在阵发性心房颤动的检出率；对于伴有心房颤动的缺血性脑卒中或TIA患者，应使用抗凝药物以预防卒中再发，常用的口服抗凝药物为华法林[国际标准化比值（international normalized ratio，INR）控制在2.0～3.0]；对于非瓣膜性心房颤动患者，也可选用新型口服抗凝药物利伐沙班或达比加群酯；对于存在抗凝治疗禁忌或拒绝接受抗凝治疗的患者，可使用抗血小板药物治疗。

急性心肌梗死：急性心肌梗死可导致心室附壁血栓形成。如果不进行抗凝治疗，心肌梗死伴附壁血栓患者3个月内发生栓塞的风险是10%～20%。因此，急性心肌梗死伴左室附壁血栓的患者，如发生缺血性脑卒中或TIA，建议进行抗凝治疗。

瓣膜性心脏病：心脏瓣膜病引起栓塞的风险与瓣膜病的类型和严重程度有关。对栓塞风险高的患者可考虑抗凝治疗，其他患者可考虑给予抗血小板药物。对风湿性二尖瓣病变的患者，如发生缺血性脑卒中或TIA，建议长期应用华法林（INR控制在2.0～3.0）治疗；对非风湿性二尖瓣病变（如二尖瓣环钙化、二尖瓣脱垂）的患者，如无心房颤动及其他抗凝治疗指征，当发生缺血性脑卒中或TIA后，建议给予抗血小板药物预防卒中发生。

心肌病：扩张型心肌病和限制型心肌病患者卒中风险均增高，与心腔内附壁血栓形成有关。对于扩张型心肌病或限制型心肌病患者，如发生缺血性脑卒中或TIA，且有左心房或左心室附壁血栓的证据，可给予抗凝治疗；如无左心房或左心室附壁血栓形成，可考虑应用抗凝治疗或抗血小板治疗进行卒中二级预防。

卵圆孔未闭：15%～25%的成年人存在卵圆孔未闭，该比例在青年隐源性卒中患者中更高。对合并卵圆孔未闭的缺血性脑卒中或TIA患者，可选择抗血小板治疗；如果存在静脉系统栓子来源，可根据情况行抗凝治疗。

（5）控制体重：肥胖可增加患心脑血管疾病的风险，这与肥胖容易导致高血压、糖尿病及血脂异常有关。通过降低体重可以改善高血压、糖尿病及血脂异常这些心脑血管疾病的危险因素，使患者受益。

（6）戒烟：无论是主动吸烟还是被动吸烟，均可增加卒中发生和卒中再发风险。脑卒中或TIA患者应该积极戒烟，并避免被动吸烟。

（7）限酒：对于大量饮酒的脑卒中或TIA患者，应该戒酒或减少饮酒量。不建议非饮酒者采用少量饮酒的方法来预防卒中再发。一般男性每日饮酒的酒精量不应超过25g，女性减半。

（8）治疗高同型半胱氨酸血症：对于合并高同型半胱氨酸血症的脑卒中或TIA患者，通过补充叶酸、维生素B_6及维生素B_{12}的方法可安全地降低血浆同型半胱氨酸水平，但对预防卒中再发的效果尚不确切。

（9）治疗高凝状态：与遗传有关的高凝状态包括蛋白C、蛋白S及抗凝血酶Ⅲ缺乏，第Ⅴ凝血因子基因突变，凝血酶原基因G20210A突变及亚甲基四氢叶酸还原酶基因C677T突变等。对于缺血性脑卒中或TIA患者，如伴有遗传性高凝状态且凝血功能异常，可根据情况选择抗凝治疗；对于颅内静脉窦血栓或复发性缺血性脑卒中患者，如存在遗传性高凝状态，可考虑长期抗凝治疗。在非遗传性高凝状态中，抗磷脂抗体阳性与缺血性脑卒中的关系相对比较密切。对于抗磷脂抗体阳性的缺血性脑卒中或TIA患者，如未达到抗磷脂抗体综合征的标准，可给予抗血小板治疗；如达到抗磷脂抗体综合征的标准，可根据情况给予抗凝治疗或抗血小板治疗。

2.应用抗血小板聚集药物

对于大多数非心源性缺血性脑卒中及TIA患者，建议使用抗血小板药物治疗。抗血小板药物主要包括阿司匹林（50～325mg，每日1次）、氯吡格雷（75mg，每日1次）和西洛他唑（100mg，每日2次）。对于新近发生的缺血性脑卒中或TIA，如果患者存在颅内大动脉粥样硬化性严重狭窄（70%～99%），可考虑给予阿司匹林联合氯吡格雷的双重抗血小板治疗，治疗持续时间不超过3个月。不推荐对一般的患者长期进行阿司匹林联合氯吡格雷的双重抗血小板治疗。

3.手术和介入治疗

对于症状性颈内动脉颅外段粥样硬化性中重度狭窄的患者，可行颈动脉内膜切除术，也可行颈动脉支架成形术。对于症状性椎动脉颅外段粥样硬化性狭窄的患者，如在积极的内科治疗后症状仍未缓解，可考虑行血管内支架成形术。对于症状性颅内大动脉粥样硬化性狭窄的患者，狭窄程度＜70%时不推荐行血管内介入治疗，狭窄程度在70%～99%时，可在全面评估获益和风险的基础上酌情选择介入治疗。

对高危人群及患者进行脑血管疾病预防的同时，还应该对公众加强宣传教育，使其充分了解脑卒中的发病危险因素，并认识到脑卒中对于个人、家庭及社会的危害，从而加强自我保健意识。同时，要针对不同的危险因素制定个体化的健康教育方案，帮助个人建立合理的生活方式，如戒烟，减少酒精的摄入量，合理膳食，以食用低脂肪、富含优质蛋白质、碳水化合物、维生素和微量元素的食物为原则，适当增加体力活动，进行规律的体育锻炼。对高危患者需定期体检，增加患者对药物治疗的依从性。

第二节　脑　梗　死

脑梗死又称缺血性卒中，是指各种原因所致脑部血液供应障碍，导致脑组织缺血、缺氧性坏死，而出现相应神经功能缺损的一类临床综合征。脑梗死是卒中最常见的类型，占70%～80%。

依据局部脑组织发生缺血坏死的机制，可将脑梗死分为3种主要病理生理学类型：脑血栓形成、脑栓塞和血流动力学机制所致的脑梗死。脑血栓形成是在各种原因引起的血管壁病变基础上，脑动脉主干或分支动脉管腔狭窄、闭塞或血栓形成，引起脑局部血流减少或供血中断，使脑组织缺血、缺氧性坏死，临床上常表现为偏瘫、失语等局灶性神经功能缺失，是急性缺血性脑卒中常见的类型，约占60%。脑栓塞是指固态、液态或气体栓子沿血液循环进入脑动脉系统使血供骤然阻滞所引起的脑梗死，占15%～20%。它与脑血栓形成不同，后者的病程呈时相性，常缓慢起病，在数小时内进行性发展，且大多在睡眠中发作；脑栓塞并非一个演进过程，常突然发作，一开始即为完全性卒中，症状即刻到高峰。血流动力学机制所致的脑梗死，其供血动脉没有发生急性闭塞或严重狭窄，是由于近端大血管严重狭窄加上血压下降，导致局部脑组织低灌注，从而出现的缺血坏死，占全部急性脑梗死的10%～20%。

一、脑血栓形成

（一）诊断

1.病史

本病多见于50岁以上的中老年人，以60～70岁为发病高峰，有脑动脉粥样硬化、高血压、糖尿病等疾病史或TIA病史。部分患者有头晕、肢体麻木、乏力等前驱症状。起病较缓慢，常在睡眠或安静休息时发生，在若干小时内逐渐进展，多数于1～2天内达高峰。

2.临床表现

除大面积脑梗死（尤在脑干梗死时）伴明显脑水肿和颅内高压外，全脑症状一般不明显，意识多清醒，血压多正常或偏高。神经系统局灶症状与体征视脑血管闭塞的部位及梗死的范围而定。闭塞好发的血管依次为颈内动脉、大脑中动脉、大脑后动脉、大脑前动脉及椎-基底动脉等。

（1）颈内动脉：颈内动脉狭窄或闭塞以颈动脉窦及颈内外动脉分叉处最常见（占90%），其次为虹吸部（占80%）。其临床表现变化很大，这主要取决于前交通动脉、后交通动脉、眼动脉与软脑膜动脉等侧支循环的代偿能力。首先受累的是大脑中动脉供血区，而大脑前动脉供血区甚少出现受累症状。典型颈内动脉血栓闭塞与大脑中动脉血栓闭塞的不同点是，前者可有眼动脉与大脑前动脉受累的表现。其临床特点如下。

①最常见的是对侧偏瘫、偏身感觉障碍与偏盲，主侧半球受累可有失语。此乃大脑中动脉供血区受损的表现。

②精神障碍-偏瘫二联征：除偏瘫外，主要表现为精神障碍，有智力减退、定向力丧失、遗忘症、人格改变，以及失认、失算、失用，甚至痴呆。此乃大脑中动脉与前动脉供血均受损的表现。

③交叉性失明-偏瘫二联征：表现为病侧单眼短暂性失明或视神经萎缩，伴对侧偏瘫。此乃眼动脉与大脑中动脉供血区均受损的表现，是颈内动脉血栓闭塞的特征之一。

④交叉性霍纳-偏瘫二联征：表现为患侧不完全性霍纳征（瞳孔缩小、眼球内陷与上睑下垂），伴对侧偏瘫。此乃海绵窦段血栓形成使攀附于颈内动脉外壁上的交感神经节后纤维受损所致。

⑤发作性晕厥-偏瘫二联征：表现为晕厥发作，伴偏瘫，但意识障碍一般较轻。此乃病侧大脑半球突然缺血所致。

④⑤两项也是颈内动脉血栓闭塞的特征之一。

（2）大脑中动脉：大脑中动脉是颈内动脉的直接延续，供应大脑半球血流量的80%左右，是血栓形成与栓塞性脑梗死最常见的发病部位。

①主干闭塞：导致三偏症状，即病灶对侧偏瘫（包括中枢性面、舌瘫和肢体瘫痪）、偏身感觉障碍及偏盲（三偏），伴头、眼向病灶侧凝视，如病灶位于优势半球则可出现失语、失读、失写等。患者可出现意识障碍。主干闭塞相对少见，仅占大脑中动脉闭塞的2%～5%。

②皮层支闭塞：上部分支闭塞导致病灶对侧面部、上下肢瘫痪和感觉缺失，但下肢瘫痪较上肢轻，头、眼向病灶侧凝视程度轻，伴Broca失语（优势半球）和体象障碍（非优势半球），通常无意识障碍。下部分支闭塞较少单独出现，导致病灶对侧同向性上1/4视野缺损，伴Wernicke失语（优势半球），急性意识模糊状态（非优势半球），无偏瘫。

③深穿支闭塞：最常见的是纹状体内囊梗死，表现为对侧中枢性均等性轻偏瘫、对侧偏身感觉障碍，可伴对侧同向性偏盲。优势半球病变出现皮质下失语。

（3）大脑前动脉。

①分出前交通动脉前主干闭塞：可因对侧动脉的侧支循环代偿不出现症状，但当双侧动脉源于同一个大脑前动脉主干时，就会造成双侧大脑半球的前、内侧梗死，导致截瘫、

大小便失禁、意志缺失、运动性失语和额叶人格改变等。

②分出前交通动脉后大脑前动脉远端闭塞：导致对侧的足和下肢的感觉运动障碍，而上肢和肩部的瘫痪轻，面部和手部不受累。可能出现尿失禁（旁中央小叶受损）、淡漠、反应迟钝、欣快和缄默等（额极和胼胝体受损），对侧出现强握及吸吮反射和痉挛性强直（额叶受损）。

③皮质支闭塞：导致对侧中枢性下肢瘫，可伴感觉障碍（胼周和胼缘动脉闭塞）；对侧肢体短暂性共济失调、强握反射及精神症状（眶动脉及额极动脉闭塞）。

④深穿支闭塞：导致对侧中枢性面瘫、舌瘫和上肢近端轻瘫。

（4）大脑后动脉：主干闭塞症状取决于侧支循环。

①单侧皮质支闭塞：引起对侧同向性偏盲，上部视野较下部视野受累常见，黄斑区视力不受累（黄斑区的视皮质代表区为大脑中、后动脉双重供应）。优势半球受累可出现失读（伴或不伴失写）、命名性失语、失认等。

②双侧皮质支闭塞：可导致完全型皮质盲，有时伴有不成形的视幻觉、记忆受损（累及颞叶）、不能识别熟悉面孔（面容失认症）等。

③大脑后动脉起始段的脚间支闭塞：可引起中脑中央和下丘脑综合征，包括垂直性凝视麻痹、昏睡或昏迷；旁正中动脉综合征，主要表现是同侧动眼神经麻痹和对侧偏瘫，即Weber综合征（病变位于中脑基底部，动眼神经和皮质脊髓束受累）；同侧动眼神经麻痹和对侧共济失调、震颤，即Claude综合征（病变位于中脑被盖部，动眼神经和结合臂）；同侧动眼神经麻痹和对侧不自主运动和震颤，即Benedikt综合征（病变位于中脑被盖部，动眼神经、红核和结合臂）。

④大脑后动脉深穿支闭塞：丘脑穿通动脉闭塞产生红核丘脑综合征，表现为病灶侧舞蹈样不自主运动、意向性震颤、小脑性共济失调和对侧偏身感觉障碍；丘脑膝状体动脉闭塞产生丘脑综合征（丘脑的感觉中继核团梗死），表现为对侧深感觉障碍、自发性疼痛、感觉过度、轻偏瘫、共济失调、手部痉挛和舞蹈-手足徐动症等。

（5）椎-基底动脉：椎动脉起自锁骨下动脉，两椎动脉经枕骨大孔入颅后合成基底动脉，供应大脑半球后1/3及部分间脑、脑干和小脑。椎-基底动脉狭窄或闭塞时，症状的严重程度取决于闭塞的部位与侧支循环的完善程度。单纯基底动脉血栓闭塞中50%～80%是椎动脉远端的血栓延伸到基底动脉的近端，由此引起的梗死灶主要在脑桥、中脑、丘脑及枕叶。少数起病急骤者常突然昏迷、四肢瘫痪，多数在2～4天内死亡，也可致猝死。更多见的情况是亚急性起病，呈台阶式发展，前驱症状为眩晕、恶心、呕吐、吞咽困难、复视、眼肌麻痹、视力障碍、构音障碍、一侧或双侧肢体运动、感觉障碍、猝倒或短暂性意识丧失，病情缓慢进展，临终前才进入昏迷。在椎-基底动脉系统缺血性脑卒中以基底动脉血栓闭塞最常见。

（6）小脑下后动脉：小脑下后动脉为椎动脉颅内段最大的一支，是血栓与栓塞最好发的部位。其主要表现如下。

①前庭功能障碍：表现为眩晕、呕吐及眼球震颤。此乃前庭核及其下降根受累所致。

②吞咽迷走神经障碍：表现为吞咽困难、饮水发呛、声音嘶哑、同侧软腭麻痹及咽反射消失。此乃吞咽、迷走神经及其核如疑核、孤束核及迷走神经背核受累的结果。

③同侧共济失调：表现为病变同侧平衡障碍，易向病侧倾倒。此乃病侧绳状体、脊髓小脑束受累所致。

④同侧霍纳征：表现为病侧瞳孔缩小、上睑下垂、眼球内陷、结膜充血及面部少汗。此乃网状结构中交感神经下行纤维麻痹所致。若缺血累及延髓呕吐与呼吸中枢，还可引起剧烈呕吐与顽固性呃逆。

⑤交叉性感觉障碍：表现为病侧面部与对侧半身痛温觉减退。前者是病变区三叉神经脊髓束及其核受损所致；后者乃病变区上行的脊髓丘脑束受累的结果。部分患者因梗死区周围水肿累及下行的锥体束，还可出现对侧肢体轻瘫与病理征阳性。

（7）特殊类型的脑梗死。

①大面积脑梗死：通常由颈内动脉主干、大脑中动脉主干闭塞或皮质支完全性卒中所致，表现为病灶对侧完全性偏瘫、偏身感觉障碍及向病灶对侧凝视麻痹。病程呈进行性加重，易出现明显的脑水肿和颅内压增高征象，甚至发生脑疝死亡。

②分水岭脑梗死：两支主要脑动脉分布区边缘带发生的脑梗死，也称边缘带脑梗死，多因血流动力学原因所致。典型病例发生于颈内动脉严重狭窄或闭塞伴全身血压降低时。常呈卒中样发病，症状较轻，纠正病因后病情易控制。可分为皮质前型、皮质后型和皮质下型。

③出血性脑梗死：由于脑梗死灶内的动脉自身滋养血管同时缺血，导致动脉血管壁损伤、坏死。在此基础上，若由于血管腔内血栓溶解或其侧支循环开放等原因使已损伤血管血流得到恢复，则血液会从破损的血管壁漏出，即为出血性脑梗死，或称为梗死后出血。以发病后第2周最常见。HI多见于心源性脑梗死和大面积血栓形成性脑梗死。早期应用抗凝、溶栓、扩容扩血管以及早期行外科手术、恢复脑灌注均可促发梗死后出血。

④多发性脑梗死：两个或两个以上不同供血系统脑血管闭塞引起的梗死，一般由反复多次发生脑梗死所致。

3.辅助检查

（1）脑病变检查：颅脑CT检查是疑似脑卒中患者首选的影像学检查方法。颅脑CT检查，在起病24～48小时后可发现低密度软化区。磁共振成像检测脑梗死更具优越性，单光子发射CT（SPECT）可更早发现脑梗死，且能定量检测脑血流量和反映组织的病理生理变化。

（2）血管病变检查：颅内、外血管病变检查有助于了解脑卒中的发病机制及病因，指导选择治疗方案。常用检查包括颈动脉双功超声、经颅多普勒（TCD）、磁共振血管成像（MRA）、CT血管成像（CTA）和数字减影血管造影（DSA）等。颈动脉双功超声对发现颅外颈部血管病变，特别是狭窄和斑块很有帮助；TCD可检查颅内血流、微栓子及监测治疗效果，但其受操作技术水平和骨窗影响较大。MRA和CTA可提供有关血管闭塞或狭窄的信息，以DSA为参考标准，MRA发现椎动脉及颅外动脉狭窄的敏感度和特异度为70%～100%。MRA可显示颅内大血管近端闭塞或狭窄，但对远端或分支显示不清。DSA的准确性最高，仍是当前血管病变检查的“金标准”，但主要缺点是有创性和有一定风险。

（3）实验室及影像检查选择：对疑似脑卒中患者应进行常规实验室检查，以便排除类脑卒中或其他病因。

①所有患者都应做的检查：平扫脑CT或MRI，血糖、血脂、肝肾功能和电解质，心电图和心肌缺血标志物，全血计数，包括血小板计数，凝血酶原时间（PT）、国际标准化比例（INR）和活化部分凝血活酶时间（APTT），氧饱和度，胸部X线检查。

②部分患者必要时可选择的检查：毒理学筛选，血液酒精水平，妊娠试验，动脉血气分析（若怀疑缺氧），腰椎穿刺（怀疑蛛网膜下腔出血而CT未显示或怀疑脑卒中继发于感染性疾病），脑电图（怀疑痫性发作），超声心动图（怀疑心脏附壁血栓、心房黏液瘤和二尖瓣脱垂）等。

4.鉴别诊断

该病主要应与脑出血、蛛网膜下腔出血、脑栓塞、硬膜下血肿、脑肿瘤、脑脓肿、高血压脑病、脑静脉系统血栓形成（CV_T）等鉴别。

（二）治疗与药物应用

1.治疗原则

（1）超早期治疗：力争发病后尽早选用最佳治疗方案，挽救缺血半暗带。

（2）个体化治疗：根据患者年龄、缺血性卒中类型、病情严重程度和基础疾病等采取最适当的治疗。

（3）整体化治疗：采取针对性治疗，同时进行支持疗法、对症治疗和早期康复治疗，对卒中危险因素及时采取预防性干预。

2.一般支持性治疗和并发症的处理

脑梗死患者一般均应进入卒中单元治疗。

（1）一般护理观察：入院后最初24小时内应经常评估患者神经系统状态和生命体

征，多数患者应卧床休息，一旦病情稳定就开始活动。在转换成坐位或站位时应密切观察神经系统症状是否加重。瘫痪肢体关节充分的被动活动在最初的24小时内就可以开始。早期活动的益处在于预防肺炎、深静脉血栓、压疮等并发症，还可以减少静止不动所导致的痉挛、畸形和压迫性麻痹。

（2）保持气道通畅及供氧：昏迷患者应将头歪向一侧，以利于口腔分泌物及呕吐物流出，并可防止舌根后坠阻塞呼吸道；应进行SaO_2监测，使其≥95%。合并低氧血症患者（SaO_2<92%或血气分析提示缺氧）应给予吸氧，气道功能严重障碍者应给予气道支持（气管插管或切开）及辅助呼吸。无低氧血症的患者不需要常规吸氧。

（3）饮食与营养支持：在允许患者进食或饮水之前应评估吞咽能力。吞咽后湿声、口唇闭合不全、NIHSS计分增高都是误吸入危险的独立指征，床边水吞咽试验是有用的筛查试验。正常经口进食者无须额外补充营养。若有吞咽障碍，可插入鼻胃管或鼻十二指肠管以供喂食并便于给药；持续时间长者经本人或家人同意可行经皮内镜下胃造瘘（PEG）管饲补充营养。

（4）血糖控制：应监测血糖浓度，发病24小时内避免静脉使用含糖液体，对血糖>11.1mmol/L者应立即用胰岛素使血糖降低至8.3mmol/L以下，但要防止发生低血糖。

（5）血压控制：在发病24小时内，为改善缺血脑组织的灌注，维持较高的血压是非常必要的。目前临床研究表明，急性缺血性卒中早期（1～7天）持续存在的高血压可采取较为积极的降压治疗，一般将血压控制在收缩压≤185mmHg或舒张压≤110mmHg是安全的，病情较轻时甚至可降低至160/90mmHg以下。但卒中早期降压24小时内不应超过原有血压水平的15%。应使用静脉作用时间短和对脑血管影响较小的药物（如拉贝洛尔、尼卡地平等），最好应用微量输液泵，避免血压降得过低。推荐使用拉贝洛尔10～20mg静脉注射，时间>1～2分钟，每隔10分钟可重复或加倍给药（最大剂量300mg）；或者尼卡地平5mg/h静脉输注作为初始剂量；每隔5分钟滴速可增加2.5mg/h以达到预期效果，直至最大滴速15mg/h，目标是使血压降低10%～15%。舒张压>140mmHg时可选用硝普钠0.5μg/（kg·min）静脉注射作为初始剂量，滴注至预期的血压水平。应避免舌下含服钙通道阻滞剂如硝苯地平，因其吸收很快，易继发突然的血压下降。其他能使血压迅速下降的药物也应避免使用。口服药物可选用卡托普利或尼卡地平。准备溶栓治疗的患者血压应控制在收缩压<180mmHg或舒张压<100mmHg水平。有高血压病史且正在服用降压药物者，如病情稳定，可于脑卒中24小时后开始恢复使用降压药物。

在急性缺血性卒中患者中，持续性低血压非常少见，但若存在，则必须查明原因。其原因包括主动脉瓣断裂、低血容量和继发于心肌缺血或心律失常的心排血量减少。在卒中后最初数小时内，应纠正血容量不足和使心排血量达到理想目标。治疗措施包括输注生理盐水补充血容量和纠正心律失常，如快速房颤应减慢心室率。若这些措施无效，可应用多巴胺等升压药物，以确保收缩压≥90mmHg。

（6）控制脑水肿、降低颅内压：急性脑梗死中颅内压增高并不常见。大脑中动脉主干、颈内动脉梗死者可产生急性颅内压增高，但几乎所有的脑梗死患者均有脑水肿，且以发病后3～5天为最明显。严重脑水肿和颅内压增高是急性重症脑梗死的常见并发症，是死亡的主要原因。处理脑水肿的目的如下：①降低颅内压。②维持适当的脑灌注，避免脑缺血加重。③预防脑疝形成引起继发性脑损伤。目前认为将颅内压控制在20mmHg以内，并使脑灌注压维持在70mmHg以上最为理想。常用的脱水剂有甘露醇、甘油、呋塞米、清蛋白、β－七叶皂苷钠等。

（7）防治心血管并发症：心肌梗死和心律失常是急性缺血性卒中潜在的并发症，应加强监测，并给予相应的治疗。

（8）防治感染：脑卒中患者（尤其存在意识障碍者）急性期容易发生呼吸道、泌尿系统感染等是导致病情加重的重要原因，应积极防治。

（9）防治深静脉血栓形成和肺栓塞：高龄、静止不动、下肢瘫痪、心房颤动等是DV_T和PE危险性增加的原因。防治措施如下。

①鼓励患者尽早活动（包括肢体的被动运动）、抬高下肢；尽量避免下肢（尤其是瘫痪侧）静脉输液。

②对于发生深静脉血栓形成及肺栓塞高风险且无禁忌证者，首选低分子肝素，剂量一般为4000IU皮下注射，每日1次。有抗凝禁忌者给予阿司匹林治疗。

③可联合加压治疗（长筒袜或交替式压迫装置）和药物预防肺栓塞，不推荐常规单独使用加压，但对有抗栓禁忌的缺血性脑卒中患者，推荐单独应用加压治疗预防肺栓塞和肺栓塞。

（10）防治癫痫：缺血性脑卒中后癫痫的早期发生率为2%～33%，晚期发生率为3%～67%。防治措施如下。

①不推荐预防性应用抗癫痫药物。

②孤立发作1次或急性期痫性发作控制后，不建议长期使用抗癫痫药物。

③脑卒中后2～3个月再发的癫痫，建议按癫痫常规治疗。

④脑卒中后癫痫持续状态，建议按癫痫持续状态治疗原则处理。

（11）防治消化道出血：高龄和重症脑卒中患者急性期容易发生应激性溃疡，建议常规应用静脉抗溃疡药（H_2-RA，或PPI）；对已发生消化道出血患者，则按消化道出血治疗。

（12）防治水电解质平衡紊乱：脑卒中时由于神经内分泌功能紊乱、进食减少、呕吐及脱水治疗，常并发水电解质平衡紊乱，主要有低钾血症、低钠血症和高钠血症。应对脑卒中患者常规进行水电解质监测并加以纠正。纠正低钠血症和高钠血症均不宜过快，防止脑桥中央髓鞘溶解症和加重脑水肿。

（13）出血转化的处理：脑梗死出血转化发生率为8.5%～30%，其中有症状的为1.5%～5%。心源性脑栓塞、大面积脑梗死、占位效应、早期低密度征、年龄>70岁、应用抗栓药物（尤其是抗凝药物）或溶栓药物等会增加出血转化的风险。研究显示，无症状性出血转化的预后与无出血转化相比差异并无统计学意义，目前对无症状性出血转化者尚无特殊治疗建议。对症状性出血转化处理：①停用抗栓治疗等致出血药物。②何时开始抗凝和抗血小板治疗：对需要抗栓治疗的患者，可于出血转化病情稳定后7～10天开始抗栓治疗；对于再发血栓风险相对较低或全身情况较差者，可用抗血小板药物代替华法林。

3.溶栓治疗

溶栓治疗是目前最重要的恢复血流措施，重组组织型纤溶酶原激活剂（rtPA）和尿激酶（UK）是我国目前使用的主要溶栓药，溶栓的方法有静脉溶栓和动脉溶栓。目前认为有效抢救缺血半暗带组织的时间窗为4.5小时内或6小时内。

（1）静脉溶栓治疗

适应证：年龄18～80岁；发病4.5小时内（rt-PA）或6小时内（尿激酶）；脑功能损害的体征持续存在>1小时，且比较严重；脑CT已排除颅内出血，且无早期大面积脑梗死影像学改变；患者或家属签署知情同意书。

禁忌证：①既往有颅内出血，包括可疑蛛网膜下腔出血。近3个月有头颅外伤史；近3周内有胃肠或泌尿系统出血；近2周内进行过大的外科手术；近1周内有在不易压迫止血部位的动脉穿刺。②近3个月内有脑梗死或心肌梗死史，但不包括陈旧小腔隙梗死而未遗留神经功能体征。③严重心、肝、肾功能不全或严重糖尿病患者。④体检发现有活动性出血或外伤（如骨折）的证据。⑤已口服抗凝药，且INR>1.5；48小时内接收过肝素治疗（APTT超出正常范围）。⑥血小板计数低于100×10^9/L，血糖<2.7mmol/L。⑦血压：收缩压>180mmHg，或舒张压>100mmHg。⑧妊娠。⑨神经功能缺损非常轻微或迅速改善。⑩CT已显示早期脑梗死低密度>1/3大脑中动脉供血区（大脑中动脉区脑梗死）。

用法：①rt-PA0.9mg/kg（最大剂量90mg）静脉滴注，其中10%在最初1分钟内静脉推注，其余持续滴注1小时。国内习惯用5mg静脉注射，余45mg1小时静脉滴注，总量50mg。②尿激酶100万～150万IU，溶于生理盐水100～200mL，持续静脉滴注30分钟。

静脉溶栓的监护及处理：①尽可能将患者收入重症监护病房或卒中单元进行监护。②定期进行神经功能评估，第1小时内30分钟1次，以后每小时1次，直至24小时。③如出现严重头痛、高血压、恶心或呕吐，应立即停用溶栓药物并行脑CT检查。④定期监测血压，最初2小时内15分钟1次，随后6小时内30分钟1次，以后每小时1次，直至24小时。⑤如收缩压≥180mmHg或舒张压≥100mmHg，应增加血压监测次数，并给予降压药物。⑥鼻饲管、导尿管及动脉内测压管应延迟安置。⑦给予抗凝药、抗血小板药物前应复查颅脑CT。

（2）动脉溶栓

动脉溶栓使溶栓药物直接到达血栓局部，理论上血管再通率应该高于静脉溶栓，且出血风险降低。然而，其益处可能被溶栓启动时间的延迟所抵消。作为卒中紧急治疗，可在DSA直视下进行超选择性介入动脉溶栓。需指出的是，进行动脉内溶栓对设备和医师的专业知识的要求较高，因此患者应在有经验的脑卒中治疗中心接受动脉内溶栓治疗，以便在必要时能立即进行脑血管影像学和介入性神经放射学检查。因此，发病6小时内由大脑中动脉闭塞导致的严重脑卒中且不适合静脉溶栓的患者，经过严格选择后可在有条件的医院进行动脉溶栓（Ⅱ级推荐，B级证据）；发病24小时内由后循环动脉闭塞导致的严重脑卒中且不适合静脉溶栓的患者，经过严格选择后可在有条件的单位进行动脉溶栓（Ⅲ级推荐，C级证据）。接受动脉内溶栓治疗的患者，仍有接受rt-PA静脉内溶栓治疗的可能性。有关动脉溶栓的适应证、禁忌证及并发症与静脉溶栓基本相同。

4.抗凝治疗

一般不推荐急性期应用抗凝药来预防卒中复发、阻止病情加重或改善预后，但对于合并高凝状态有形成深静脉血栓和肺栓塞的高危患者，可以使用预防性抗凝治疗。

5.抗血小板治疗

应常规在48小时内应用阿司匹林（150～325mg/d），但在应用溶栓剂治疗的24小时内不用阿司匹林。应用2～4周后调整为二级预防长期用药（50～325mg/d）。也可用氯吡格雷（75mg/d），不建议与阿司匹林联用。但对于有急性冠状动脉疾病（如不稳定型心绞痛、无Q波心肌梗死）或近期有支架成形术的患者，推荐联合应用氯吡格雷和阿司匹林。

6.降纤治疗

很多研究显示，脑梗死急性期血浆纤维蛋白原和血液黏滞度增高，蛇毒酶制剂可显著降低血浆纤维蛋白原，并有轻度溶栓和抑制血栓形成的作用。因此，对不适合溶栓并经过严格筛选的脑梗死患者，特别是高纤维蛋白血症者可选用降纤治疗（Ⅱ级推荐，B级证据）。可选择的药物包括巴曲酶、降纤酶、安克洛酶和蚓激酶等。巴曲酶首剂10BU，以后隔日5BU，静脉注射，共3～4次。用药过程中监测纤维蛋白原，防止出血的发生。

7.脑保护治疗

脑保护剂包括自由基清除剂依达拉奉、阿片受体阻断剂纳洛酮、电压门控性钙阻滞剂尼莫地平、兴奋性氨基酸受体阻断剂和镁离子等，在动物实验中显示有效，但尚缺乏循证医学证据。

8.中医中药

（1）清开灵注射液：20～40mL加入液体静脉滴注，每日1次。

（2）丹参注射液：10～20mL加入液体静脉滴注，每日1次。

（3）川芎嗪注射液：80～120mg加入250～500mL液体中静脉滴注，每日1次。

（4）灯盏花素注射液：20～30mL加入液体静脉滴注，每日1次。

（5）脉络宁注射液：10～20mL加入250～500mL液体中静脉滴注，每日1次。

（6）血塞通注射液：200～400mg加入液体静脉滴注，每日1次。

（7）醒脑静脉注射液：5～10mL加入250～500mL液体静脉滴注，每日1次。

（8）银杏达莫注射液：240mg加入液体静脉滴注，每日1次。

上述中成药注射液疗程一般10天左右。

9.其他疗法

（1）丁苯酞：本品可阻断缺血性脑卒中所致脑损伤的多个病理环节，具有较强的抗脑缺血作用，明显缩小局部脑缺血的梗死面积，减轻脑水肿，改善脑代谢和缺血脑区的微循环和血流量，抑制神经细胞凋亡，并具有抗脑血栓形成和抗血小板聚集作用。成年人0.2g口服，每日3次，10天为一疗程；静脉滴注：每次25mg，每日2次，疗程14天。本品应在发病后48小时内开始给药。

（2）人尿激肽原酶（尤瑞克林）：本品有两点突出于其他药物的作用。①在临床剂量下，选择性扩张缺血部位细小动脉，改善梗死灶内供血，对一般动脉影响不大（不扩张正常动脉，不引起缺血区盗血）。②促进损伤部位新生血管的生成。此外，尚具有改善红细胞变形能力和氧解离能力、促进组织对葡萄糖的利用、抑制血小板聚集等作用。

（3）高压氧和亚低温的疗效和安全性还需开展高质量的RCT证实。

10.手术治疗

（1）紧急手术治疗：幕上大面积脑梗死伴有严重脑水肿、占位效应和脑疝形成征象者，可行去骨瓣减压术；小脑梗死使脑干受压导致病情恶化时，可行抽吸梗死小脑组织和后颅窝减压术以挽救生命。

（2）紧急血管内治疗：机械取栓治疗的时间窗为8小时，一般在动脉溶栓无效时使用，也可合并其他血管内治疗包括颈动脉血管成形及支架植入术、颈动脉内膜剥脱术）等。

二、脑栓塞

（一）诊断

1.临床表现

（1）脑栓塞：可发生于任何年龄，以青壮年多见。突然起病是其主要特征。常无任何先兆的突然发病，在数秒或数分钟内症状发展到最高峰，是所有脑血管疾病中发病最快者。多属完全性中风。大多数患者伴有风湿性心脏病、冠心病和严重心律失常等，或存在心脏手术、长骨骨折、血管内介入治疗等栓子来源病史。有些患者同时并发肺栓塞（气急、发绀、胸痛、咳血和胸膜摩擦音等）、肾栓塞（腰痛、血尿等）、肠系膜栓塞（腹痛、便血等）和皮肤栓塞（出血点或瘀斑）等疾病表现。

（2）不同部位血管栓塞会造成相应的血管闭塞综合征，详见脑血栓形成部分。脑栓塞易复发和出血，病情波动大，部分病例因血管再通临床症状可迅速缓解；有时因并发出血临床症状可急剧恶化；有时因栓塞再发，稳定或一度好转的局灶性神经体征可再次加重。

（3）心源性脑栓塞高度危险栓子来源有二尖瓣狭窄伴房颤、心房颤动、病窦综合征、4周内心肌梗死、左心房或左心耳血栓、左心室血栓、扩张型心肌病、左心室区节段性运动功能不良、左心房黏液瘤、感染性心内膜炎。心源性脑栓塞中度危险栓子来源有二尖瓣脱垂、二尖瓣环状钙化、二尖瓣狭窄不伴心房颤动、房间隔缺损、卵圆孔未闭、心房扑动、生物心脏瓣膜、非细菌性血栓性心内膜炎、充血性心力衰竭、4周～6个月之内的心肌梗死等。

2.辅助检查

CT和MRI检查可显示缺血性梗死或出血性梗死改变，合并出血性梗死高度支持脑栓塞诊断。许多患者继发出血性梗死临床症状并未加重，发病3～5天内复查CT可早期发现继发梗死后出血。MRA可发现颈动脉狭窄程度或闭塞。心电图、心脏超声等检查有助于了解心脏情况。如疑有主动脉弓大血管或颈部血管病变时，可做脑血管造影。

3.诊断注意事项

根据骤然起病，数秒至数分钟达到高峰，出现偏瘫、失语等局灶性神经功能缺损，既往有栓子来源的基础疾病如心脏病、动脉粥样硬化、严重的骨折等病史，基本可做出临床诊断，如合并其他脏器栓塞更支持诊断。CT和MRI检查可确定脑栓塞部位、数目及是否伴发出血，有助于明确诊断。

脑栓塞主要应与动脉硬化性脑梗死、脑出血、蛛网膜下腔出血、CV等鉴别。

（二）治疗与药物应用

1.脑栓塞治疗

治疗手段与脑血栓形成治疗原则基本相同，主要是改善循环，减轻脑水肿，防止出血，减少梗死范围。注意在合并出血性梗死时，应停用溶栓、抗凝和抗血小板药物，防止出血加重。

2.原发病治疗

针对性治疗原发病有利于脑栓塞病情控制和防止复发。对感染性栓塞应使用抗生素，并禁用溶栓和抗凝治疗，防止感染扩散。对脂肪栓塞，可采用肝素、5%碳酸氢钠及脂溶剂，有助于脂肪颗粒溶解。空气栓塞者可行高压氧治疗。有心律失常者应予以纠正等。

3.抗凝治疗

心源性脑栓塞急性期一般不推荐抗凝治疗。心房颤动或有再栓塞高度风险的心源性疾病、动脉夹层或高度狭窄的患者推荐抗凝治疗预防再栓塞或栓塞继发血栓形成。心源性脑栓塞低度风险的患者，一般推荐抗血小板治疗。有抗凝治疗指征但无条件使用抗凝药物时，也可采用小剂量阿司匹林（50～150mg/d）与氯吡格雷（75mg/d）联合抗血小板治疗。

第三节　短暂性脑缺血发作

短暂性脑缺血发作是指因脑血管病变引起的短暂性、局限性脑功能缺失或视网膜功能障碍。临床症状一般持续10～20分钟，多在1小时内缓解，最长不超过24小时，不遗留神经功能缺失症状，结构性影像学（CT、MRI）检查无责任病灶。凡临床症状持续超过1小时且神经影像学检查有明确病灶者不宜称为短暂性脑缺血发作。

1975年，曾将短暂性脑缺血发作定义限定为24小时，这是基于时间的定义。2002年，美国短暂性脑缺血发作工作组提出了新的定义，即由于局部脑或视网膜缺血引起的短暂性神经功能缺损发作，典型临床症状持续不超过1小时，且无急性脑梗死的证据。短暂性脑缺血发作新的基于组织学的定义以脑组织有无损伤为基础，更有利于临床医师及时进行评价，使急性脑缺血能得到迅速干预。

流行病学统计表明，15%的脑卒中患者曾发生过短暂性脑缺血发作。短暂性脑缺血发作患者发生脑卒中在第1年内较一般人群高13～16倍，是最严重的“卒中预警”事件，也是治疗干预的最佳时机，频发短暂性脑缺血发作更应以急诊处理。

一、临床表现

短暂性脑缺血发作多发于老年人，男性多于女性。发病突然，恢复完全，不遗留神经功能缺损的症状和体征，多有反复发作的病史。持续时间短暂，一般为10～15分钟，颈内动脉系统平均为14分钟，椎–基底动脉系统平均为8分钟，每日可有数次发作，发作间期无神经系统症状及阳性体征。颈内动脉系统短暂性脑缺血发作与椎–基底动脉系统短暂性脑缺血发作相比，发作频率较少，但更容易进展为脑梗死。

短暂性脑缺血发作神经功能缺损的临床表现依据受累的血管供血范围而不同，临床常见的神经功能缺损有以下两种。

（一）颈动脉系统短暂性脑缺血发作

最常见的症状为对侧面部或肢体的一过性无力和感觉障碍、偏盲，偏侧肢体或单肢的发作性轻瘫最常见，通常以上肢和面部较重，优势半球受累可出现语言障碍。单眼视力障碍为颈动脉系统短暂性脑缺血发作所特有，短暂的单眼黑矇是颈内动脉分支——眼动脉缺血的特征性症状，表现为短暂性视物模糊、眼前灰暗感或云雾状。

（二）椎-基底动脉系统短暂性脑缺血发作

常见症状为眩晕、头晕、平衡障碍、复视、构音障碍、吞咽困难、皮质性盲和视野缺损、共济失调、交叉性肢体瘫痪或感觉障碍。脑干网状结构缺血可能由于双下肢突然失张力，造成跌倒发作。颞叶、海马、边缘系统等部位缺血可能出现短暂性全面性遗忘症，表现为突发的一过性记忆丧失，时间、空间定向力障碍，患者有自知力，无意识障碍，对话、书写、计算能力保留，症状可持续数分钟至数小时。

二、诊断

（一）诊断

诊断只能依靠病史，根据血管分布区内急性短暂神经功能障碍与可逆性发作特点，结合CT排除出血性疾病，可考虑短暂性脑缺血发作。确立短暂性脑缺血发作诊断后，应进一步进行病因、发病机制的诊断和危险因素分析。短暂性脑缺血发作和脑梗死之间并没有截然的区别，二者应被视为一个疾病动态演变过程的不同阶段，应尽可能采用“组织学损害”的标准界定二者。

（二）辅助检查

治疗的结果与确定病因直接相关，辅助检查的目的就在于确定病因及危险因素。

1.短暂性脑缺血发作的神经影像学表现

普通CT和MRI扫描正常。MRI灌注成像（PWI）表现可有局部脑血流减低，但不出现DWI的影像异常。短暂性脑缺血发作作为临床常见的脑缺血急症，要进行快速的综合评估，尤其是MRI检查（包括DWI和PWI），以便鉴别脑卒中、确定半暗带、制订治疗方案和判断预后。CT检查可以排除脑出血、硬膜下血肿、脑肿瘤、动静脉畸形和动脉瘤等临床表现与短暂性脑缺血发作相似的疾病，必要时需行腰椎穿刺以排除蛛网膜下隙出血。

CT血管成像（CTA）、磁共振血管成像（MRA）有助于了解血管情况。梗死型短暂性脑缺血发作的概念是指临床表现为短暂性脑缺血发作，但影像学上有脑梗死的证据。早期的MRI弥散成像（DWI）检查发现，20%～40%临床上表现为短暂性脑缺血发作的患者存在梗死灶。但实际上根据短暂性脑缺血发作的新概念，只要出现了梗死灶就不能诊断为短暂性脑缺血发作。

2.血浆同型半胱氨酸检查

血浆同型半胱氨酸（hcy）浓度与动脉粥样硬化程度密切相关，血浆hcy水平升高是全身性动脉硬化的独立危险因素。

3.其他检查

其他检查包括：TCD检查可发现颅内动脉狭窄，并且可进行血流状况评估和微栓子检测。血常规和生化检查也是必要的，神经心理学检查可能发现轻微的脑功能损害。双侧肱动脉压、桡动脉搏动、双侧颈动脉及心脏有无杂音、全血和血小板检查、血脂、空腹血糖及糖耐量、纤维蛋白原、凝血功能、抗心磷脂抗体、心电图、心脏及颈动脉超声、TCD、DSA等检查，有助于发现短暂性脑缺血发作的病因和危险因素、评判动脉狭窄程度、评估侧支循环建立程度和进行微栓子的检测；有条件时应考虑经食管超声心动图检查，可能发现卵圆孔未闭等心源性栓子的来源。

（三）鉴别诊断

鉴别需要考虑其他可以导致短暂性神经功能障碍发作的疾病。

1.局灶性癫痫后出现的Todd麻痹

局限性运动性发作后可能遗留短暂的肢体无力或轻偏瘫，持续0.5～36小时后可消除。患者有明确的癫痫病史，EEG可见局限性异常，CT或MRI可能发现脑内病灶。

2.偏瘫型偏头痛

偏瘫型偏头痛多于青年期发病，女性多见，可有家族史，头痛发作的同时或过后出现同侧或对侧肢体不同程度瘫痪，并可在头痛消退后持续一段时间。

3.昏厥

昏厥为短暂性弥漫性脑缺血、缺氧所致，表现为短暂性意识丧失，常伴有面色苍白、大汗、血压下降，EEG多数正常。

4.梅尼埃病

梅尼埃病发病年龄较轻，发作性眩晕、恶心、呕吐可与椎-基底动脉系统短暂性脑缺血发作相似，反复发作常合并耳鸣及听力减退，症状可持续数小时至数天，但缺乏中枢神经系统定位体征。

5.其他

血糖异常、血压异常、颅内结构性损伤（如肿瘤、血管畸形、硬膜下血肿、动脉瘤等）、多发性硬化等，也可能出现类似短暂性脑缺血发作的临床症状。临床上可以依靠影像学资料和实验室检查进行鉴别诊断。

三、治疗

短暂性脑缺血发作是缺血性血管病变的重要部分。短暂性脑缺血发作既是急症，也是预防缺血性血管病变的最佳和最重要时机。短暂性脑缺血发作的治疗与二级预防密切结合，可减少脑卒中及其他缺血性血管事件发生。短暂性脑缺血发作症状持续1小时以上，应按照急性脑卒中流程进行处理。根据短暂性脑缺血发作病因和发病机制的不同，应采取不同的治疗策略。

（一）控制危险因素

短暂性脑缺血发作需要严格控制危险因素，包括调整血压、血糖、血脂、同型半胱氨酸，同时应戒烟、治疗心脏疾病、避免大量饮酒、有规律地体育锻炼、控制体重等。已经发生短暂性脑缺血发作的患者或高危人群可长期服用抗血小板药物，肠溶阿司匹林为目前最主要的预防性用药之一。

（二）药物治疗

1.抗血小板聚集药物

阻止血小板活化、黏附和聚集，防止血栓形成，减少动脉-动脉微栓子。

（1）阿司匹林肠溶片：通过抑制环氧化酶减少血小板内花生四烯酸转化为血栓烷A_2（TXA_2）防止血小板聚集。各国指南推荐的标准剂量不同，我国指南的推荐剂量为75～150mg/d。

（2）氯吡格雷（75mg/d）：也是被广泛采用的抗血小板药，通过抑制血小板表面的二磷酸腺苷（ADP）受体阻止血小板积聚。

（3）双嘧达莫：为血小板磷酸二酯酶抑制剂，缓释剂可与阿司匹林联合使用，效果优于单用阿司匹林。

2.抗凝治疗

考虑存在心源性栓子的患者应予抗凝治疗。抗凝剂种类很多，肝素、低分子量肝素、口服抗凝剂（如华法林、香豆素）等均可选用，但除低分子量肝素外，其他抗凝剂如肝素、华法林等应用过程中应注意检测凝血功能，以避免发生出血不良反应。低分子量肝素每次4000～5000U，腹部皮下注射，每日2次，连用7～10日，与普通肝素比较，生物利用度好，使用安全。口服华法林6～12mg/d，3～5日后改为2～6mg/d维持，目标国际标准化比值（INR）范围为2.0～3.0。

3.降压治疗

血流动力学型短暂性脑缺血发作的治疗以改善脑供血为主，慎用血管扩张药物，除抗血小板聚集、降脂治疗外，需慎重管理血压，避免降压过度，必要时可给予扩容治疗。在大动脉狭窄解除后，可考虑将血压控制在目标值以下。

4.生化治疗

防治动脉硬化及其引起的动脉狭窄和痉挛以及斑块脱落的微栓子栓塞造成短暂性脑缺血发作。主要用药有：维生素B_1，每次10mg，3次/日；维生素B_2，每次5mg，3次/日；维生素B_6，每次10mg，3次/日；复合维生素B，每次10mg，3次/日；维生素C，每次100mg，3次/日；叶酸片，每次5mg，3次/日。

第四节 脑 出 血

脑出血（intracerebral hemorrhage，ICH）是指非创伤性脑内血管破裂，导致血液在脑实质内聚集，其发病率在脑卒中各亚型中仅次于缺血性脑卒中，位居第二。我国脑出血的发病率为每年（60～80）/10万，占急性脑血管疾病的20%～30%，高于西方国家。脑出血发病凶险，发病30天的病死率高达35%～52%，仅有约20%的患者在6个月后能够恢复生活自理能力。在所有脑出血患者中，大脑半球出血约占80%，脑干和小脑出血约占20%。

一、临床表现

ICH常见于50岁以上患者，男性稍多于女性，寒冷季节发病率较高，多有高血压病史。患者多在情绪激动或活动中突然发病，发病后病情常于数分钟至数小时内达到高峰；少数也可在安静状态下发病。

ICH患者发病后多有血压明显升高。由于颅内压升高，患者常有头痛、呕吐和不同程度的意识障碍，如嗜睡或昏迷等。临床表现的轻重主要取决于出血量和出血部位。

（一）基底节区脑出血

基底节区脑出血以壳核出血最常见，其次是丘脑出血。

1.壳核出血

壳核出血最常见，占ICH病例的50%～60%，系豆纹动脉尤其是其外侧支破裂所致，可分为局限型（血肿仅局限于壳核内）和扩延型。常有病灶对侧偏瘫、偏身感觉缺失和同向性偏盲，还可出现双眼球向病灶对侧同向凝视不能，优势半球受累可有失语。出血量大时患者很快出现昏迷，病情在数小时内迅速恶化。

2.丘脑出血

丘脑出血占ICH病例的10%～15%，系丘脑膝状体动脉和丘脑穿通动脉破裂所致，可分为局限型（血肿仅局限于丘脑）和扩延型。常有对侧偏瘫、偏身感觉障碍，通常感觉障碍重于运动障碍。深、浅感觉均受累，而深感觉障碍更明显。累及中间腹侧核时可出现运动性震颤和帕金森综合征样表现，累及丘脑底核或纹状体时可呈偏身舞蹈-投掷样运动，优势侧丘脑出血可出现丘脑性失语、精神障碍、认知障碍和人格改变等。

3.尾状核头出血

尾状核头出血较少见，多由高血压动脉硬化和血管畸形破裂所致，一般出血量不大，多经侧脑室前角破入脑室。常有头痛、呕吐、颈强直、精神症状，神经系统功能缺损症状并不多见，故临床类似蛛网膜下腔出血。

（二）脑叶出血

脑叶出血占脑出血的5%～10%，常由脑动静脉畸形、CAA、血液病、高血压、烟雾病及瘤卒中等所致。出血以顶叶最常见，其次为颞叶、枕叶、额叶，也可累及两个或多个脑叶。与深部脑出血相比，脑叶出血一般出血量较大，可表现为头痛、呕吐等，癫痫或痫样发作比其他部位出血更常见，而肢体瘫痪相对较轻，昏迷较少见。根据累及的脑叶不同，患者可出现不同的局灶性定位症状和体征，如额叶出血可有偏瘫、尿便障碍、Broca失语、摸索和强握反射等；颞叶出血可有Wernicke失语、精神症状、对侧上象限盲、癫痫；枕叶出血可表现为对侧同向性偏盲，也可表现为对侧象限盲，可有一过性黑朦和视物变形；顶叶出血可有偏身感觉障碍、轻偏瘫，非优势半球受累可有构象障碍。

（三）脑干出血

1.脑桥出血

脑桥出血约占脑出血的10%，多由基底动脉脑桥支破裂所致，出血灶多位于脑桥基底部与被盖部之间。大量出血（血肿＞5mL）累及双侧被盖部和基底部，常破入第四脑室，患者迅即出现昏迷、双侧针尖样瞳孔、呕吐咖啡样胃内容物、中枢性高热、中枢性呼吸障碍、眼球浮动、四肢瘫痪和去大脑强直发作等。小量出血可无意识障碍，表现为交叉性瘫痪和共济失调性偏瘫，两眼向病灶侧凝视麻痹或核间性眼肌麻痹。

2.中脑出血

中脑出血比较少见，常有头痛、呕吐和意识障碍。轻症表现为一侧或双侧动眼神经不全麻痹、眼球不同轴、同侧肢体共济失调，也可表现为Weber或Benedikt综合征。重症表现为深昏迷，四肢弛缓性瘫痪，可迅速死亡。

3.延髓出血

延髓出血更为少见，临床表现为突然意识障碍，影响生命体征，如呼吸、心率、血压改变，继而死亡。轻症患者可表现为不典型的Wallenberg综合征。

（四）小脑出血

小脑出血约占脑出血的10%，多由小脑上动脉分支破裂所致。常有头痛、呕吐，眩晕和共济失调明显，起病突然，可伴有枕部疼痛。出血量较少者，主要表现为小脑受损症状，如患侧共济失调、眼震和小脑语言等；出血量较多者，尤其是小脑蚓部出血，病情迅速进展，发病时或病后12～24小时内出现昏迷及脑干受压征象，双侧瞳孔缩小至针尖样，呼吸不规则等。暴发型则常突然昏迷，在数小时内迅速死亡。

（五）脑室出血

脑室出血占脑出血的3%～5%，分为原发性和继发性脑室出血。原发性脑室出血多由脉络丛血管或室管膜下动脉破裂出血所致；继发性脑室出血是指脑实质出血破入脑室。常有头痛、呕吐，严重者出现意识障碍、脑膜刺激征、针尖样瞳孔、眼球分离斜视或浮动、四肢弛缓性瘫痪及去脑强直发作、高热、呼吸不规则、脉搏和血压不稳定等症状。

二、辅助检查

（一）头颅CT

头颅CT扫描是诊断ICH的首选方法，可清楚显示出血部位、出血量大小、血肿形态、是否破入脑室以及血肿周围有无低密度水肿带和占位效应等。病灶多呈圆形或卵圆形均匀高密度区，边界清楚，脑室大量积血时多呈高密度铸型，脑室扩大。1周后血肿周围有环形增强，血肿吸收后呈低密度或囊性变。脑室积血多在2～3周内完全吸收，而较大的脑实质内血肿一般需6～7周才可彻底消散。动态CT检查还可评价出血的进展情况。

（二）头颅MRI

头颅MRI对发现结构异常，明确脑出血的病因很有帮助。MRI对检出脑干和小脑的出血灶以及监测脑出血的演进过程优于CT扫描，对急性脑出血诊断不及CT。脑出血时MRI

影像变化规律如下：超急性期（＜24小时）为长T_1、长T_2信号，与脑梗死、水肿不易鉴别；急性期（2～7天）为等T_1、短T_2信号；亚急性期（8天至4周）为短T_1、长T_2信号；慢性期（＞4周）为长T_1、长T_2信号。

（三）脑血管成像及增强CT

MRA、CTA和DSA等可显示脑血管的位置、形态及分布等，并易于发现脑动脉瘤、脑血管畸形及烟雾病等脑出血的病因。增强CT和CTA检查有助于在早期评价血肿扩大风险，可根据造影剂外渗情况或CTA斑点征（spot sign）预测血肿早期扩大风险。

（四）脑脊液检查

脑出血患者一般无须进行腰椎穿刺检查，以免诱发脑疝形成，如需排除颅内感染和蛛网膜下腔出血，可谨慎进行。

（五）其他检查

其他检查包括血常规、血液生化、凝血功能、心电图检查和胸部X线摄片检查。

三、诊断与鉴别诊断

（一）诊断

50岁以上中老年患者，有长期高血压病史，活动中或情绪激动时突然起病，血压常明显升高，出现头痛、恶心、呕吐等颅内压升高的表现，有偏瘫、失语等局灶性神经功能缺损症状和脑膜刺激征，可伴有意识障碍，应高度怀疑脑出血。头部CT检查有助于明确诊断。

对脑出血患者进行明确病因分型有助于针对性治疗，目前常用的病因分型是SMASH-U分类法，分为血管结构性损伤（structural lesion）、药物（medication）、CAA（amyloidangiopathy）、系统性疾病（systemic disease）、高血压（hypertension）和未知原因（undetermined）6大类。

（二）鉴别诊断

1.与脑梗死鉴别

老年人多见，多有动脉粥样硬化的危险因素，可有TIA史，头痛、恶心、呕吐少见，头颅CT检查有助于鉴别。

2.与蛛网膜下腔出血鉴别

以青壮年多见，多在动态时起病，病情进展急骤，头痛剧烈，多伴有恶心、呕吐，多无局灶性神经功能缺损的症状和体征，头颅CT、头颅MRI及脑脊液检查有助于明确诊断。

3.与外伤性颅内血肿鉴别

这类出血以颅内压增高的症状为主，但多有头部外伤史，头颅CT检查有助于确诊。

4.与其他导致昏迷的疾病鉴别

对发病突然、迅速昏迷、局灶体征不明显的患者，应与引起昏迷的全身性疾病鉴别，如中毒（CO中毒、酒精中毒、镇静催眠药中毒等）和一些系统性疾病（低血糖、肝性昏迷、肺性脑病、尿毒症等）。应仔细询问病史和查体，并进行相关的实验室检查，头颅CT能排除脑出血。

四、治疗与药物应用

基本治疗原则：安静卧床、脱水降颅压、减轻脑水肿、调整血压、防止继续出血、保护血肿周围脑组织、加强护理防治并发症，以挽救生命，降低死亡率和致残率，减少复发。

（一）内科治疗

1.一般治疗

一般应卧床休息2～4周，保持安静，避免情绪激动和血压升高。保持呼吸道通畅，昏迷患者应将头歪向一侧，有利于口腔分泌物及呕吐物流出。有意识障碍、消化道出血者宜禁食24～48小时，必要时应排空胃内容物。注意水电解质平衡、预防吸入性肺炎和早期积极控制感染。明显头痛、过度烦躁不安者，可酌情适当给予镇静止痛剂。便秘者可选用缓泻剂。有意识障碍、血氧饱和度下降或有缺氧现象的患者应给予吸氧。

2.脱水降颅压，减轻脑水肿

颅内压（intracranial pressure，ICP）升高的主要原因为早期血肿的占位效应和血肿周围脑组织的水肿，脑出血后3～5天，脑水肿达到高峰。颅内压升高是脑出血患者死亡的主要原因，因此降低颅内压为治疗脑出血的重要任务。脑出血的降颅压治疗首先以高渗脱水药为主。药物治疗的主要目的是减轻脑水肿、降低颅内压，防止脑疝形成。目前常用的渗透性脱水剂包括20%的甘露醇、呋塞米、甘油果糖、20%人血清白蛋白等，其中甘露醇是最重要的降颅压药物，根据血肿和水肿程度决定使用剂量和频次，可以和呋塞米交替使用。用药过程中应该监测尿量、水及电解质平衡。

3.调控血压

脑出血多伴有血压升高，但脑出血急性期降压的时机及控制的目标尚存争议。一种观点认为，过高的血压可导致血肿扩大，与不良预后密切相关。另一种观点认为，脑出血时血压升高，是在颅内压增高的情况下，为了保证脑组织供血出现的脑血管自动调节反应，如血压控制过低，容易导致血肿周围脑组织发生缺血性损伤。近年发表的急性脑出血强化降血压试验（INTERACT2）共纳入2839例发病6小时内且伴有收缩压升高的脑出血患者，患者被随机分为强化降血压组和标准血压管理组，分组后1小时平均收缩压分别降为150mmHg及164mmHg，分组后6小时平均收缩压分别降为139mmHg及153mmHg。结果表明，在脑出血急性期进行强化降血压是安全的，且可能获得更好的预后。后续分析提示，收缩压变异性越大，预后越差，早期平稳与持续地控制好血压可增强早期积极降压治疗措施的临床获益，且130～139mmHg的收缩压是理想的控制目标值。因此，如脑出血急性期收缩压＞180mmHg或舒张压＞100mmHg，可予以平稳降压治疗，数小时内降压至130～140mmHg水平，并严密观察血压变化，避免血压波动。

4.亚低温治疗

局部的亚低温治疗是脑出血的一种新的辅助治疗方法，能够减轻脑水肿，减少自由基生成，促进神经功能缺损恢复，改善患者预后。初步的基础和临床研究认为亚低温是一项有前途的治疗措施。

5.纠正凝血异常

对于严重凝血因子缺乏或严重血小板减少的患者，推荐补充凝血因子和血小板。华法林治疗并发的脑出血应立即停用华法林，给予维生素K_1拮抗，可静脉输注冰冻血浆或凝血酶原复合物。新型口服抗凝药物引起的脑出血应立即停用新型口服抗凝药物，可给予特异性逆转剂。肝素治疗并发的脑出血应立即停用肝素，可用鱼精蛋白中和。

6.其他治疗

纠正低钠血症，脑出血后引起低钠血症的原因包括抗利尿激素分泌异常综合征和脑耗盐综合征。中枢性高热大多采用物理降温。下肢深静脉血栓形成高危患者，一般在ICH出血停止、病情稳定和血压控制良好的情况下，可给予小剂量的低分子肝素进行预防性抗凝治疗。

（二）外科治疗

外科治疗的主要目的是清除血肿，降低颅内压，挽救生命；其次是尽可能早期减少血肿对周围脑组织的损伤，降低致残率。同时应针对脑出血的病因，如脑动静脉畸形，脑动脉瘤等进行治疗。外科治疗主要采用的方法有以下几种：去骨瓣减压术、小骨窗开颅血肿清除术、钻孔或锥孔穿刺血肿抽吸术、内窥镜血肿清除术、微创血肿清除术和脑室出血穿刺引流术等。不同的手术方式都有优点和缺点，应该根据脑出血病因、血肿部位、血肿体积、患者的全身情况和并发症，以及医院所具备的条件，个体化选择手术方式。

目前对手术适应证和禁忌证尚无一致意见，是否手术应取决于患者的全身情况、血肿体积及血肿部位。下列情况考虑手术治疗：

（1）基底节区中等量出血（壳核出血≥30mL，丘脑出血≥15mL）。

（2）小脑出血易形成脑疝，出血量≥10mL，或血肿直径≥3cm，或合并脑积水时，应根据患者的具体情况尽快手术治疗。

（3）对于脑叶出血，高龄患者常为淀粉样血管病出血，除血肿较大危及生命或由血管畸形引起需外科治疗外，宜行内科保守治疗。

（4）对于脑室出血，轻型的部分脑室出血可行内科保守治疗，重症全脑室出血（脑室铸型）需脑室穿刺引流加腰穿放液治疗。

（三）康复治疗

脑出血后，只要患者的生命体征平稳、病情不再进展，宜尽早进行康复治疗。早期分阶段综合康复治疗对恢复患者的神经功能、提高生活质量有益。

第二章　神经变性疾病

第一节　运动神经元病

运动神经元病（Motor neuron disease，MND）是一类主要累及大脑皮质、脑干、锥体束以及脊髓前角运动神经元的慢性进行性神经系统变性疾病，主要包括肌萎缩侧索硬化、进行性肌萎缩、进行性延髓麻痹和原发性侧索硬化4种临床类型。肌萎缩侧索硬化是MND中最常见的一种形式，也是这类神经系统变性疾病中最具破坏性的一种。在神经内科门诊或三级医疗中心，运动神经元病比较常见。2019年神经系统疾病负担排名中，运动神经元疾病负担位列第四。本病呈全球性分布，年发病率为（0.4～1.76）/10万，患病率为（4～6）/10万，年病死率为2/10万。男性发病率约为女性的2倍，多数患者起病年龄大于45岁，且每隔20年发病率逐渐增加。由于发病率有增长趋势，且这一疾病会造成严重的残疾和死亡风险，所以人们必须意识到为此类患者提供相关护理诊治服务的重要性。

一、诊断与鉴别诊断

（一）临床表现

1.下运动神经元型

下运动神经元型多于30岁左右发病，通常以手部小肌肉无力和肌肉逐渐萎缩起病，可波及一侧或双侧，或从一侧开始以后再波及对侧。因大小鱼际肌萎缩而手掌平坦，骨间肌等萎缩而呈爪状手。肌萎缩向上扩延，逐渐侵犯前臂、上臂及肩带。肌束颤动常见。

2.上运动神经元型

上运动神经元型表现为肢体无力、发紧、动作不灵。症状先从双下肢开始，以后波及双上肢，且以下肢为重。肢体力弱，肌张力增高，步履困难，呈痉挛性剪刀步态，腱反射亢进，病理反射阳性。若病变累及双侧皮质脑干，则出现假性延髓性麻痹症状，表现为发音不清、吞咽障碍、下颌反射亢进等。本病临床上较少见，多在成年后起病，一般进展甚为缓慢。

3.上、下运动神经元混合型

上、下运动神经元混合型通常以手肌无力、萎缩为首发症状，一般从一侧开始以后再波及对侧，随病程发展出现上、下运动神经元混合损害症状，称肌萎缩侧索硬化症。病程晚期，全身肌肉消瘦萎缩，以致抬头不能，呼吸困难，卧床不起。

（二）诊断标准

1.必须有下列神经症状和体征

（1）下运动神经元病损特征（包括目前临床表现正常，肌电图异常）。

（2）上运动神经元病损特征。

（3）病情逐步进展。

2.下列检查有助于诊断

（1）肌电图呈神经源性损害：一处或多处肌束震颤，肌电图提示广泛的神经元损害，既往三肢肌电图仅能代表两个区域的下运动神经元损害，目前已将胸锁乳突肌肌电图作为脑区下运动神经元损害的证据。运动传导速度（MCV）及感觉传导速度（SCV）正常，但运动传导速度远端潜伏期可以延长，波幅低；F波异常，无神经传导阻滞。

（2）神经电图呈感觉传导速度正常，运动传导速度可有波幅地减低，F波异常。

（3）脑和脊髓的磁共振成像可正常。

（4）肌肉活检可见神经源性肌萎缩。

二、治疗与药物应用

目前尚无有效的治疗方法和药物，治疗原则是多种药物联合应用保护正常运动神经元，延缓病情发展，对症处理并发症，提高生存质量。

（一）抗兴奋性氨基酸毒性治疗

兴奋性氨基酸毒性学说认为，肌萎缩侧索硬化患者高亲和谷氨酸转运障碍。

（二）清除自由基

自由基学说基于在家族性肌萎缩侧索硬化患者中分离出编码Cu/Zn超氧化物歧化酶-1基因D，推荐使用大剂量维生素，即每日加维生素E800～1000mg，维生素C500mg，维生素A1000U和复合维生素B片。乙酰半胱氨酸是一种自由基清除剂，是细胞内主要的抗氧离子系统谷胱甘肽的直接和间接的前体，治疗1年后脊髓首发症状MND病死率下降。

（三）免疫治疗

免疫治疗效果尚不肯定。大剂量环磷酰胺治疗并未改变肌萎缩侧索硬化的病程，意味着在阻止肌萎缩侧索硬化进展中抑制T细胞非依赖性B细胞反应并无益处，只有在肌萎缩侧索硬化早期治疗才有效。

（四）神经保护性治疗

营养因子治疗是一种保护性治疗。临床应用中如使用2种或2种以上的神经营养因子可能会有显著的疗效。

（五）干细胞移植治疗

研究发现，把神经干细胞直接移植到成年鼠脊髓损伤部位，可以明显减轻脊髓损伤所导致的神经功能缺损。但在治疗MND时是否有效，目前仍处于试验阶段。

（六）溴隐亭治疗

应用溴隐亭治疗肌萎缩侧索硬化，部分患者近期有一定疗效，只要增量缓慢一般不会有较严重不良反应，在对肌萎缩侧索硬化这类目前尚不能有效阻滞其病情发展的情况下可试用。

三、运动神经元病患者全病程管理

（一）运动神经元病门诊患者全病程管理

（1）运动神经元病门诊人员：

①运动神经元门诊主任医师。

②经过疾病诊疗技术专业化培训的主治医师。

③经疾病管理培训的护理人员。

（2）基础设施：疾病诊室相对固定，配置有神经变性系统诊疗检查设备与工具（如听诊器、血压计、阅片灯、叩诊锤、大头针等）。

（3）医院具有电生理相关检查、检验设备与技术。

（4）诊断标准：患者遵医嘱完善检查、检验，经过专业医师诊断后符合运动神经元病的相关诊断标准。

①目前MND尚无特征性的生物标志物，诊断主要依据患者的临床表现和肌电图检查结果；脑脊液检查、脊柱核磁等有助于排除其他疾病，但无法确诊MND，部分学者倾向

于使用ALS代指MND。ALS诊断基本条件（根据国内2012年诊断标准）：a.病情进行性发展，通过病史、体检或电生理检查，证实临床症状或体征在一个区域内进行性发展，或从一个区域发展到其他区域。b.临床、神经电生理或病理学检查证实有下运动神经元受累的证据。c.临床体检证实有上运动神经元受累的证据。d.排除其他疾病。

②ALS的诊断分级（根据国内2012年诊断标准）。a.临床确诊ALS：通过临床或神经电生理检查，证实在4个区域中至少有3个区域存在上、下运动神经元同时受累的证据。b.临床拟诊ALS：通过临床或神经电生理检查，证实在4个区域中至少有2个区域存在上、下运动神经元同时受累的证据。c.临床可能ALS：通过临床或神经电生理检查，证实仅有1个区域存在上、下运动神经元同时受累的证据，或者在2或以上区域仅有上运动神经元受累的证据。已经行影像学和实验室检查排除了其他疾病。

（5）门诊人员准备：由门诊医师/护士讲解运动神经元病全病程管理意义及目的，个案管理师介绍全病程管理服务内容，患者自愿加入，并自主选择合适的全病程管理方案。

（6）患者及家属准备：患者或家属签署《患者院后健康管理告知书》，收案者填写《智医在线健康管理服务收案登记表》并拍照上传电子版，收案者指导患者或家属使用“智医在线”平台。

（7）收案管理：

①医生在该门诊结束后评估患者病情，依据全病程服务内容，制订照护计划。

②个案管理师在HCCM系统提取个案门诊记录，将患者资料整理成文档。

③个案管理师将每周需复诊个案名单问诊结果提交给医生，医生根据每位个案院后复诊计划进行具体复诊内容规划。

④专病团队与个案管理师根据所在医疗机构的相关预约规则进行复诊预约与检查项目告知。

⑤门诊复诊：医师依据随访资料更新复诊计划并同步个案管理师，个案管理师为患者安排下一次复诊。

⑥平台线上咨询——专家团队咨询。

患者在公众号发起线上专家团队咨询申请→个案管理师收集患者咨询申请及相关检查资料→专家团队登录V5智能客服完成线上咨询回复（包含语音、图文咨询模式等）→线上个案管理师将该次咨询材料汇总保存。

⑦通过平台定期推送相关管理通知或健康科普知识，如复诊通知、随访通知、科普推文、线上科普直播通知、满意度调查等。

（8）结案：管理周期结束、个案死亡、个案要求结案、个案失联（3个月内连续追踪3次未得到回复）符合结案条件。所有结案个案须于HCCM系统照护计划点击“结案”，并将病患管理状态修改为“已结案”，完善相关记录和个案电子档案。

（二）院前全病程管理路径

（1）院前准备环节

门诊/急诊开具住院证；病友服务中心下设的院前准备中心通知入院；由病友服务中心增设志愿者服务部门，为患者提供门/急诊导诊、诊间协助、检验检查指导、化验报告查询、便民设施使用等帮助。

（2）个案管理师准备

①访视患者，收集患者健康资料和病史，评估患者身体、情绪、认知、心理和社会支持状态，掌握患者健康需求。

②介绍医院环境，包括门诊、急诊、住院部分布，各检查室、电梯、餐饮中心所在位置等。

③协助患者办理入院。

（3）患者准备

①准备身份证、口罩。

②准备住院期间日常用品，包括衣物、毛巾、牙刷、纸巾、拖鞋、晾衣架等，避免住院期间单独外出或外宿。

③入院当日至门诊全病程管理窗口凭身份证领取转住院申请表，至住院部办理入院登记手续。

（三）院中全病程管理路径

（1）主要诊疗工作

①一般评估：评估患者一般情况、主诉、现病史、既往史、个人史、家族史、过敏史，查看患者院前检查、检验结果，完善体格检查。评估患者呼吸系统功能、血氧饱和度、吞咽能力、意识状态、营养状况等。

②常用评估工具：一是呼吸功能评估：2016年2月英国国家卫生与临床优化研究所发布的ALS指南指出，ALS患者呼吸功能损伤的症状主要有：呼吸困难、端坐呼吸、反复肺部感染、睡眠不安等。呼吸功能损伤的体征主要有：呼吸频率增加、呼吸变浅、咳嗽无力、吸气无力、吸气时腹部矛盾运动等。在入院评估中，应将呼吸状态的评估放至首位。二是营养状况评估：使用《营养风险筛查表（NRS）2002》进行评估，包括营养状况评分（0～3分）和疾病严重程度评分（0～3分），年龄＞70岁累加1分。

③确定诊疗计划：对已确诊的一般运动神经元病患者提供规范化治疗；对于治疗效果欠佳、症状恶化或难以管理的患者，继续完善或复查相关检查、检验，积极对症支持治疗，密切监测生命体征变化；必要时，行疑难病例讨论确定最佳治疗方案。

④完善诊疗：动态评估诊疗效果，调整或完善诊疗措施。

⑤运动神经元病管理目标：缓解呼吸困难，降低严重程度、持续时间和致残率，提高对急性治疗的反应并避免升级为急性治疗，改善功能和减少残疾，减少对耐受性差、无效或不需要的急性治疗的依赖，提高生活质量，减少心理症状。

（2）责任护士工作内容

①基础工作：责任护士热情接待，自我介绍并介绍科室环境。

②入院常规评估工作：完善基本信息、体温单、入院评估单、特别护理记录单、指尖血氧饱和度、排痰能力等。

③健康教育：培养患者及家属的自我保健意识，生活要有规律，注意气候变化，避免过度活动及劳累、预防感冒。向患者及家属宣教运动神经元病的相关知识，让患者了解本病的发展过程，通过住院期间健康教育，提高患者对疾病的正确认识；对于出现沟通障碍的患者，指导使用卡片、图片、字母板、平板电脑等进行交流。疾病晚期，可使用各种高科技辅助沟通，如眼控设备、脑机接口等。

④饮食干预：积极补充营养，增强机体免疫力，制定个体化的营养支持方案，综合指导患者进行高蛋白、高脂肪、高碳水化合物的特殊结构饮食。吞咽功能正常患者，主要通过口服途径补充。进食轻微呛咳患者，选择软食、半流食，调整进食的姿势和用具。吞咽困难明显、体重明显下降的患者需尽早接受经皮胃造瘘，拒绝或无法行经皮胃造瘘者可选择鼻胃管进食。

⑤睡眠干预：肌萎缩侧索硬化症患者普遍存在睡眠障碍，包括入睡困难、睡眠维持困难或早醒、夜间呼吸不畅或呼吸困难、夜尿症等。应缓解患者紧张情绪，改变患者睡眠认知与信念，通过改变患者的睡眠习惯与睡眠认知，从而改变患者的行为模式，改善睡眠质量。

⑥心理护理：与患者及家属建立良好的护患关系，加强沟通，帮助患者树立治疗信心，鼓励患者之间多进行积极情绪的交流，利用家属的陪伴分散患者的注意力，消除患者的焦虑心理，减轻其心理负担。

（3）个案管理师工作内容

①参与病房查房，访视患者，收集患者资料及病史，评估其身体、情绪、认知、心理和社会支持状态，掌握患者健康需求。

②介绍并让患者及家属理解治疗方案，并保证患者院中用药和健康活动的依从性。

③监测并管理住院时长，组织个案管理团队会议，与医疗团队一起草拟患者出院时间和照护计划。

④教会患者及家属做配合，家属协助患者记录呼吸功能症状、指尖氧饱和度情况，提高患者自我管理水平，使患者能够管理自己的疾病，增强个人的控制意识。

（四）转院流程

医生在“病案首页”点击转院选项→护士填写需求评估表→个案管理师填写转诊目的→选择转诊机构→转诊机构完成系统收案，做好转诊收治准备→患者转院，完成转诊流程。

（五）院后管理——居家随访

（1）短期随访：出院后（3个月内）通过评估临床症状、体征、吞咽能力、肺部感染等病情变化来评估治疗的有效性，耐心听取患者的提问。

（2）中期随访：出院后（3～6个月）回访的内容包括患者的症状改善和加重情况、用药安全、功能锻炼、家用呼吸机使用等情况及健康指导，定期复查提醒等。

（3）长期随访：出院后（6～36个月）当疗效不理想时，回顾诊断、治疗策略、剂量和依从性，评价治疗反应或改变治疗方案。

第二节　阿尔茨海默病

阿尔茨海默病已经开始引起世界各国的关注。作为影响老年人的主要疾病，随着世界人口老龄化的加剧，它变得越来越重要。实际上，随着预期寿命逐年增加，随着婴儿潮一代人开始进入60岁，阿尔茨海默病已经演变为一场公共卫生危机。为了有效阻止阿尔茨海默病造成的损害，必须采取各种方法进行早期诊断、早期治疗和预防。为了激励国家最好的科学家关注阿尔茨海默病的各个方面，就需要有实质性和长期的政府资助，以资助和资助机会的形式，加强阿尔茨海默病研究实验室的建立和宣传。

有一种治疗阿尔茨海默病的新方法已经引起关注，它试图打破常规，找出新的理论，攻击潜在的病理过程。一直以来，主导阿尔茨海默病治疗的经典学术思想是试图减少或消除阿尔茨海默病的病理标志物，即异常蛋白质的聚集体。然而，随着对疾病过程的深入了解，这些聚集物（斑块和缠结）的作用已变得越来越不明确。β淀粉样蛋白斑块在脑内沉积和神经元缠结是阿尔茨海默病的经典病理表现，大多数研究和治疗的目标就是试图减少脑内的斑块和神经元缠结负荷。而现在新的希望已经显现。新的方法已不再专注于斑块和神经元缠结，而是侧重于利用神经的潜在再生能力或提高大脑过滤毒素的能力。研究表明，这种治疗方案可以减轻阿尔茨海默病患者的症状。此外，越来越多的证据表明，脑内斑块和神经元缠结的形成代表疾病进程中的后期阶段。因此，如何在患者出现症状之前阻止斑块和神经元缠结的形成可能更为重要。

一、诊断

（一）临床症状

阿尔茨海默病的早期阶段通常与记忆减退相关。随着个体年龄的增长，发生轻微的记忆减退是完全正常的，如忘记了放置钥匙的位置或新朋友的名字。然而，阿尔茨海默病相关的记忆减退更为显著，而且不是短暂的，随着时间推移逐渐恶化。阿尔茨海默型记忆缺失的表现包括忘记刚刚发生的谈话、忘记家人或亲密朋友的姓名、频繁地错误放置物品，或改变物品的顺序（如在牛仔裤上穿内裤或在鞋子上套袜子）。

然而，记忆问题只是阿尔茨海默病临床表现的一小部分。其他常见的症状包括空间感知（空间位置感觉）的恶化，如在熟悉的地方迷路，或者错误解释空间关系，这使其难以在正常环境或道路上驾驶或航行。除了记忆变化、定向障碍和空间感知丧失以外，患者还会出现语言障碍，难以进行有效的交流。许多患者经历过“话到嘴边说不出”现象，即他们知道想要说的话，但找不到正确的词，这往往引起患者沮丧和焦虑，一些患者甚至会否认他们在沟通或记忆障碍方面存在任何问题。

在标准的神经精神病学诊断中经常测试的一组重要的认知功能是高级认知过程，如推理、决策、规划，以及活动的执行。这些认知过程都受到阿尔茨海默病的潜在病理过程的不良影响。遗憾的是，它们最终会导致患者与其最亲密的朋友和家人之间的严重社会问题。

在阿尔茨海默病的中期到晚期，与记忆丧失、认知减退和社交能力受损相关的问题最终让位于人格变化，甚至行为变化，如抑郁、焦虑和妄想。幸运的是，一些最初诊断为阿尔茨海默病的患者在确诊后的许多个月甚至几年内可以保持相对正常的认知状态。此外，阿尔茨海默病患者的认知恶化时间较长，一些患者在最初诊断后可存活5～20年。当然这取决于多种因素，包括在病程中的哪一阶段诊断、认知储备的量及是否开始治疗等。然而，随着疾病的进展，核心的病理改变也会恶化，并且不断进展。

阿尔茨海默病的一个难以理解的有趣特征是症状的逐渐进展和患者认知功能的逐渐下降。不像其他疾病的症状迅速出现并且容易发现，阿尔茨海默病的初始症状非常轻微并且进展缓慢，导致患者家庭成员和亲近的人难以注意到症状恶化，直到症状出现明显进展。举例说明，假设有一个功能和独立性完备的个体，能够驾驶、购物、锻炼及完成其他正常的日常任务，如果突然在几小时或几天内变得无法开车、不能自己穿衣服、不知道自己在哪里，很明显，该个体出现了某种问题。这可能会促使患者和家人去就诊，进一步接受病情检查。因此，当患者在几小时或几天的时间内感受到功能明显下降时，很容易意识到出现了某种问题。

然而，如果功能在2～3年中逐渐下降，则很难弄清患者是主观决定不再参与正常的日常活动，还是认知功能和身体无能力这样做。这使得患者难以意识到存在问题，延迟了就诊时间和接受诊断治疗的紧迫感。此外，当患者就诊时，如何做出正确的诊断也很重要，因为尚存在许多其他原因的痴呆症。不论何时，当患者看到医生进行临床评估时，医生会列出所有可能的病因，即鉴别诊断。这类似于你在WebMD.com选择一组特定的症状后看到的结果。该网站会生成所有可能的相关诊断列表，或者说鉴别诊断列表。然而，与网站不同，医生必须综合考虑患者的临床信息，如病史、实验室检查等，才能做出正确诊断。

遗憾的是，没有能够确诊阿尔茨海默病的特异性检查。医生诊断阿尔茨海默病属于“临床诊断”，即诊断需要综合多项测试、体格检查和病史才能确定。对患者来说，这是令人沮丧的，因为他们必须接受一系列测试，有时要等待许多个月才能确诊。此外，更准确地说，阿尔茨海默病的临床诊断实际上是“可能的阿尔茨海默病”，因为确诊的唯一方法是在死后进行尸检，或者在极罕见的情况下进行脑活检。尚没有一项测试或实验室检查能够确诊阿尔茨海默病。在某些情况下，诊断并不明确，只是在排除了所有其他疾病后才做出的诊断。

（二）诊断标准

关于AD的诊断标准，目前认识比较一致的是采用《美国精神障碍诊断统计手册（第四版）》（DSM-Ⅳ）和美国国立神经病语言障碍卒中研究所和阿尔茨海默病及相关疾病学会（NINCDS-ADRDA）两种诊断标准。

1.DSM-Ⅳ中关于AD的诊断标准

（1）进展性多个认知功能缺失，包括以下两项：①记忆障碍，包括学习新知识和回忆旧知识均有障碍；②一个或数个下列功能障碍，如失语（言语障碍）、失用（运动功能正常而应用不能）、失认（感觉器官正常而不能认识外界物体）以及执行功能（计划、组织、排序、抽象概括）障碍。

（2）以上认知功能障碍导致患者社会活动和职业工作能力明显减退，不能胜任以往工作。

（3）认知功能丧失为逐渐起病，并缓慢持续进展。

（4）认知缺陷，并非由于下列原因导致。①中枢神经系统，疾病（脑血管病、帕金森病、亨廷顿病、慢性硬膜下血肿、正常颅压性脑积水、脑肿瘤等）；②系统性疾病（甲状腺功能减退症、维生素B_{12}缺乏、叶酸缺乏、烟酸缺乏、高钾血症、神经梅毒和HIV感染等）；③活性物质所致的痴呆。

（5）这些缺陷并非由于谵妄所致。

（6）不能由其他精神疾病（如抑郁症、精神分裂症）解释。

2.NINCDS-ADRDA（很可能AD的标准）

（1）诊断标准

①痴呆：临床检查和认知量表测查确定有痴呆。

②两个或两个以上认知功能缺损，且进行性恶化。

③无意识障碍。

④40～90岁起病，多见于65岁以后。

⑤排除其他引起进行性记忆和认知功能损害的系统性疾病和脑部疾病。

（2）支持标准

①特殊性认知功能如言语（失语症）、运动技能（失用症）、知觉（失认症）的进行性损害。

②日常生活功能损害或行为方式的改变。

③家庭中有类似疾病史，特别是有神经病理学或实验室证据者。

④实验室检查腰椎穿刺压力正常；脑电图正常或无特殊性的改变，如慢波增加；CT或MRI证实有脑萎缩，且随诊检查有进行性加重。

（3）排除标准

①突然起病或卒中样发作。

②早期有局灶性神经系统体征，如偏瘫、感觉丧失、视野缺损、共济失调。

③起病或疾病早期有癫痫发作或步态异常。

（三）鉴别诊断

由于诊断不明确，许多疾病可以出现类似阿尔茨海默病的表现，包括临床表现和影像学表现，如计算机断层扫描（CT）和脑磁共振成像（MRI）。抑郁症是类似阿尔茨海默病表现的疾病之一。实际上，30%～50%的阿尔茨海默病患者也合并抑郁症。而抑郁症患者通常也有记忆力减退，甚至运动功能受损。由于抑郁症本身对记忆测试的负面影响，抑郁症患者可能被误诊为阿尔茨海默病。临床上鉴别阿尔茨海默病和抑郁症是相当困难的，但可通过多种筛查和确认试验来评估抑郁水平。测试包括汉密尔顿抑郁量表和特别针对老年人群的老年抑郁量表（GDS）。然而，有些患者可能同时患有阿尔茨海默病和抑郁症。为此，美国国家心理健康研究所（NIMH）已经开发出一套诊断阿尔茨海默病性抑郁的具体标准（表2-1）。如表2-1所述，阿尔茨海默病合并抑郁症的患者通常表现出独特的人格和动机变化。虽然症状不同，但最常见的表现是疲劳或精神运动迟缓，即身体减慢和运动减少。抑郁症合并阿尔茨海默病的老年患者表现有所不同，可频繁出现情绪变化。情绪紊乱主要表现为焦虑和抑郁加重，以及正常的睡眠和饮食规律受到干扰。

由于记忆丧失往往提示阿尔茨海默病，许多正常老年人常常担心自己是否患病。如前所述，随着年龄增长，记忆力会逐渐缓慢下降，常见的问题包括忘记钥匙的位置、忘记赴约、有时进入房间却忘了进入的原因等。这些表现和痴呆症患者之间的差异最初并不明显，但随着疾病进展差异变得更加显著。痴呆症可使患者丧失爱好、工作能力以及与亲属的社交能力。这是阿尔茨海默病和正常老化相关记忆丧失之间最大的区别。正常的记忆丧失不会给生活造成严重影响，只是略有不便。只有当记忆丧失影响个体功能时，人们才会关注其是否有痴呆症早期的表现。

表2-1　阿尔茨海默病性抑郁的诊断标准

A.在2周时间内，出现与正常功能不同的三个或更多的以下标准。此外，至少出现有一种症状：（1）抑郁情绪；（2）快乐或积极情绪的降低。
· 显著抑郁情绪
· 在社交或正常活动中不那么愉快
· 社会孤立
· 食欲的变化
· 睡眠变化
· 运动或心理变化
· 易激惹
· 疲劳或缺乏能量
· 无价值、绝望或极端内疚的感觉
· 频繁地死亡或自杀想法
B.满足阿尔茨海默病的标准
C.症状正在导致正常功能的变化
D.症状与谵妄不符
E.症状不是由药物引起
F.症状不能用其他精神疾病解释

血管性痴呆症是仅次于阿尔茨海默病性痴呆症最常见的原因。在血管性痴呆症中，脑供血动脉往往有动脉粥样硬化斑块表现，使大脑摄取维持生命的氧气和营养物质的能力受损。因此，脑MRI扫描可以明确诊断并识别脑的哪部分已经受到影响。血管性痴呆症与阿尔茨海默病的病情进展速度不同。阿尔茨海默病的认知减退和记忆力下降是逐渐加重的。

而血管性痴呆症如果受诸如卒中事件的激发，可导致认知功能快速下降。此外，血管性痴呆症常伴有局灶性体征，如认知功能下降同时伴有身体的一侧不能活动。

由于记忆丧失是阿尔茨海默病的核心特征，因此在确诊之前必须排除其他类型的痴呆症。最常见的痴呆症如路易体痴呆症，必须加以考虑。路易体病或称路易体痴呆症（DLB），在每25例痴呆症患者中就有1例。DLB患者脑内有路易小体，路易小体由α突触核蛋白构成，能够使帕金森病（PD）相关神经元变性。因此，DLB患者的临床表现除了轻中度运动异常（类似PD表现）外，还可出现认知功能进行性下降。DLB患者另一个有趣的症状是发作性视幻觉。此外，DLB患者的认知功能存在波动，特别是注意力和警觉性，这在阿尔茨海默病患者中也可出现。然而，阿尔茨海默病的认知波动有“日落”效应，即这些变化发生在晚上。DLB患者的认知波动时间更长，波动时间延长可出现发作性头晕。然而，DLB患者的特征性表现是帕金森样运动异常，包括震颤，这通常在阿尔茨海默病的晚期才会出现。

此外，阿尔茨海默病的鉴别诊断还需考虑营养障碍导致的痴呆症。最值得注意的是，维生素B_{12}缺乏症可能出现类似阿尔茨海默病的症状。共有的症状包括记忆丧失、易激惹，甚至行为改变。维生素B_{12}缺乏症不同于阿尔茨海默病的临床表现是运动感觉障碍，包括肢体平衡障碍、肌力弱、刺痛或麻木感。诊断维生素B_{12}缺乏症比较乐观，因为它是可逆性痴呆症的原因，治疗只需口服一定剂量的维生素B_{12}。由于维生素B_{12}缺乏症筛查手段简便、治疗效果好，因此痴呆症患者无论有何种表现，都应筛查维生素缺乏症。

阿尔茨海默病是一种临床诊断，因此必须进行诊断性的测试和影像学检查以排除其他潜在原因。诊治阿尔茨海默病需要不同专业的医生组成医疗团队共同协作。一般来说，患者会向初级保健医生咨询痴呆症状。这些医生经过阿尔茨海默病的诊治培训，可以综合各种因素以决定是由自己来治疗还是将患者转诊给专科医生。接受阿尔茨海默病诊治培训最多的医学专家应该是神经病学专家。神经病学专家通常在医学院毕业后会花费4年或更长时间来学习诊治从卒中到阿尔茨海默病等神经系统疾病。此外，一些神经科医生还选择接受额外2年的行为神经病学培训。这些医生是痴呆领域尤其是阿尔茨海默病方面的专家，此外还治疗症状复杂的患者，其症状有时超出一般神经病学专家的诊治范围。在整个疾病的诊断过程中，还要用到其他医疗专业人员的专业知识。例如，放射科医生在扫描成像和解释中发挥着重要作用。此外，如果认为有必要进行外科干预或患者合并有脑出血或肿瘤，神经外科医生也可能在治疗中发挥作用。饱受疾病折磨的阿尔茨海默病患者可能发现自己需要与不同领域的专科医生打交道，才能得到诊断和治疗。

维生素B_{12}水平、甲状腺功能、肝功能和梅毒（可导致痴呆症的一种性传播疾病）的血清学检查是一线诊断手段。任何一个指标发生异常都可能是痴呆症和认知障碍的原因。有研究证实维生素D缺乏与痴呆症有关，但机制尚未完全阐明，并不是目前诊治的标准。

鉴别诊断的下一步是进行脑影像学检查。医生通常会根据他们的临床分析预约非增强CT或MRI。CT有助于明确任何脑出血，而MRI有助于观察脑内结构。这两种成像模式均能够显示重要的脑解剖结构，可用于评价脑萎缩，即阿尔茨海默病的标志之一。影像学研究表明，脑萎缩时脑体积逐渐变小，脑和颅骨或较大的脑室之间的空间相对增加。这种发现很常见，许多其他疾病也可导致脑萎缩，因此对诊断阿尔茨海默病不具有特异性。其他成像技术如海马MRI仍有争议。海马在记忆中起重要作用，海马成像和体积测量诊断阿尔茨海默病的灵敏度和特异性分别为77%和80%。灵敏度指的是检查手段发现疾病的能力，特异性是指检查手段“仅”发现应该发现的疾病的能力。因此，海马成像可以发现77%患有阿尔茨海默病的患者，但仅有80%的阳性患者实际上患有阿尔茨海默病。

其他成像技术也用于诊断阿尔茨海默病，如单光子发射计算机断层成像（SPECT）和正电子发射断层成像（PET）。SPECT可测定脑内关键部位的血流量和摄氧能力，受损可导致痴呆症。然而，这些成像技术并不常规用于阿尔茨海默病的诊疗，仅用于诊断特殊疾病。

腰椎穿刺诊断阿尔茨海默病的价值有限。腰椎穿刺是为了获取患者的脑脊液（CSF）标本。如果患者CSF过多，如脑积水时，开放压力（腰穿针刺穿硬脑膜并且进入CSF池所测的压力）可升高。此外，如果考虑感染，CSF中可能存在病原体（如梅毒引起的痴呆症）。近年来，专家们对阿尔茨海默病患者是否需要进行腰椎穿刺检查存在争议。有一些研究认为，阿尔茨海默病患者淀粉样蛋白水平升高，tau蛋白和磷酸化tau蛋白水平也相应升高。虽然研究认为脑脊液检查可用于诊断阿尔茨海默病，但医生没有有效的治疗方法能够降低CSF中蛋白水平，因此脑脊液检查无法改变患者的治疗。因此，腰椎穿刺仅适用于研究，没有临床应用价值。

最后，诊断阿尔茨海默病可进行基因分型。基因分型本质上是对患者进行DNA测序并寻找负责编码特异性蛋白的特定基因。其中载脂蛋白E（APOE）基因，特别是该基因的ε4型（APOE-ε4）变异，与脑内淀粉样蛋白沉积风险升高有关，参与阿尔茨海默病的病理生理过程。临床上，携带APOE-ε4基因的患者发展为阿尔茨海默病的风险升高。历史观点认为，基因分型对诊断阿尔茨海默病没有临床价值，因为分型无法改变患者的治疗方法。因此，为了减少潜在高风险患者对发展为阿尔茨海默病不必要的焦虑，不建议进行基因分型。

（四）病理表现

1.微观病理变化

（1）斑块

在显微镜下，病理学专家可以明确区分正常脑组织和阿尔茨海默病患者的脑组织。阿尔茨海默病的标志性病理特征包括细胞外淀粉样斑块和细胞内神经元纤维缠结。这些异常蛋白导致脑内发生炎症反应，正如碎片或异物引起机体局部肿胀和发红那样。炎症反应可促进阿尔茨海默病病理发展，导致脑内形成有毒环境，破坏脑组织的天然保护屏障。脑中存在这些蛋白往往提示疾病已发展至晚期。

在阿尔茨海默病患者脑内发现的衰老斑由一种小分子蛋白即β淀粉样蛋白组成。β淀粉样蛋白由分子量较大的淀粉样前体蛋白（APP）酶切加工产生。APP通常分布在神经元细胞膜上，能够调节细胞的正常功能。APP依次被β分泌酶和γ分泌酶酶切后，产生的β淀粉样蛋白片段积聚形成斑块。这些斑块对细胞正常的代谢和信号转导具有极大的破坏性，可促发阿尔茨海默病神经元死亡。

（2）缠结

除了斑块，神经纤维缠结也是阿尔茨海默病的重要病理特征。缠结是tau蛋白的聚集体。tau蛋白被“超磷酸化”，即tau蛋白上结合了过多的磷酸基团。当tau蛋白被超磷酸化时，在神经元内会形成不溶性的缠结纤维。纤维缠结干扰正常的营养物质运输和细胞功能，并可导致细胞死亡。

（3）脑淀粉样血管病

除了阿尔茨海默病特征性的斑块和缠结，还会有其他病理表现发生，如脑淀粉样血管病，即淀粉样物质沉积在中枢神经系统的血管壁中。脑淀粉样血管病可增加脑出血的风险，还可独立增加患痴呆症的风险。

（4）胶质细胞改变

阿尔茨海默病患者脑内可出现多种胶质细胞反应。神经胶质细胞是重要的炎症介导细胞。一些神经胶质细胞被激活后可损伤脑内其他细胞（细胞毒性：细胞指的是“神经元”，毒性意味着“有害”），与神经变性疾病有关。参与阿尔茨海默病病理生理过程的两种重要的胶质细胞是星形胶质细胞和小胶质细胞。胶质细胞常分布于脑内β淀粉样斑块附近，可被斑块活化或与斑块发生反应。

星形胶质细胞具有重要作用，它们参与β淀粉样蛋白，特别是β淀粉样蛋白42（Aβ42）的沉积，Aβ42是阿尔茨海默病特有的蛋白。当星形胶质细胞吞噬过多的Aβ42后，细胞会破裂并将内容物释放到周围细胞中，这可能促使β淀粉样蛋白斑块形成。

小胶质细胞主要参与脑内炎症反应。小胶质细胞来自巨噬细胞，是体内重要的免疫细胞。当脑内存在斑块时，小胶质细胞可迁移到微斑块所在位置，使斑块形态发生变化。这种变化非常重要，能够将可溶性的β淀粉样蛋白片段转化为不溶性的斑块。因此，阻断Aβ42在神经元和星形胶质细胞内积聚以及抑制小胶质细胞炎症反应，可能会成为阿尔茨海默病潜在的治疗靶点。

（5）神经元和突触丢失

上述阿尔茨海默病的病理变化称为“阳性改变”，因为它们是正常脑组织不具有的特征。除了这些阳性改变外，还有一些与阿尔茨海默病相关的阴性改变。阴性改变是指与正常脑组织相比，阿尔茨海默病脑内不具有的特征。阿尔茨海默病的主要“阴性”病理变化是神经元丢失和突触连接减少。

神经元丢失是指全脑广泛的神经元凋亡（程序性细胞死亡），是斑块、缠结、神经胶质细胞反应和脑内淀粉样蛋白沉积所致。如前所述，凋亡导致的肉眼观变化称为萎缩或脑体积整体缩小。除了神经元凋亡，还伴随脑内突触连接减少。有趣的是，针对各年龄段患者的尸检研究表明，脑内淀粉样斑块沉积实际上在阿尔茨海默病患者出现认知减退前就已经发生。这与神经纤维缠结、神经元和突触丢失表现不同，神经元和突触丢失与阿尔茨海默病患者的认知减退直接相关并且平行发展。尸检研究结果已经在活体成像研究中得到证实，活体成像可以显示活体淀粉样蛋白沉积情况，如PET扫描。

以上我们已经讨论了阿尔茨海默病的微观病理变化，现在让我们探讨肉眼可见的宏观病理变化。

2.宏观病理变化

如果观察阿尔茨海默病患者的大脑，就可以发现它与正常大脑有许多不同之处。首先，阿尔茨海默病的总体损害使脑细胞大量死亡，最终导致脑萎缩。这种萎缩有时可使脑室体积增大。正如我们在本书第1章所讨论的，脑室内充满CSF。如果脑室由于全脑萎缩而扩大，则需要生成更多的CSF。然而，随着年龄增长，CSF生成量减少。CSF生成减少可加重阿尔茨海默病。CSF生成减少可导致脑内积聚的有毒蛋白和毒性分子过滤减少。此外，CSF生成减少可通过减少CSF的重吸收来代偿，这就导致脑内CSF的总体循环量减少。CSF循环量减少也可增加脑内有毒性的淀粉样蛋白积聚，促进神经炎性斑块形成。

除了脑的总体积减小，脑表面的脑沟（可增加总表面积）体积通常增加。有趣的是，阿尔茨海默病脑组织减少在各脑区不成比例，特别是颞叶。尤其是Sylvian裂（也称为外侧沟），神经元丢失和萎缩明显，形成了阿尔茨海默病脑的特征性（宏观的）萎缩外观。

二、治疗与药物应用

（一）认知障碍的治疗

胆碱酯酶抑制剂为治疗轻、中度AD的一线药物。目前临床应用的主要为多奈哌齐、卡巴拉汀和加兰他敏。另外，有部分研究证实，多奈哌齐和卡巴拉汀对中、重度AD也有一定治疗效果。胆碱酯酶抑制剂除可改善AD患者认知功能和全面功能外，对AD的精神行为异常（特别是淡漠）也有一定效果，其对易激惹疗效相对较差，不良反应主要为胃肠道不适，如恶心、呕吐、腹泻。另外它还可降低血压、减慢心率，因此应用时应监测患者心率、血压情况。多数不良反应，如恶心等，多在用药2～4d后逐渐减轻，通常不影响治疗。兴奋性氨基酸受体拮抗剂主要为美金刚，对中、重度AD疗效确切，可有效改善患者的认知功能、全面能力，还对妄想、激越等精神症状效果明显。有报告指出，其对轻、中度AD也有一定效果。美金刚耐受性较好，偶有幻觉、意识模糊、头晕、头痛、疲倦等不良反应。

（二）控制精神行为症状

首先要积极寻找精神症状的诱因或加重因素，在此基础上优先采用一些非药物或药物手段去除诱因。对症治疗方面，改善AD痴呆认知功能的药物均有一定改善精神症状的作用。如果非药物治疗和改善认知的药物治疗后患者仍有较严重的精神症状，可考虑以下药物治疗。

抗精神病药主要为非典型抗精神病药，对幻觉、妄想等症状有效，但可能增加心脑血管事件、肺部感染等不良事件。因此，应小剂量应用，症状控制后尽早减量或停用。抗抑郁药主要为选择性5-羟色胺再摄取抑制剂，较传统的三环类抗抑郁药的不良反应少。苯二氮䓬类药物用于治疗AD患者焦虑、激惹和睡眠障碍。药品的选择一般根据患者除睡眠障碍和焦虑、激越外是否还存在其他症状而定。如患者同时有严重的精神病性疾病，可在睡前予抗精神病药物；如抑郁和睡眠障碍并存，可选择镇静作用较强的抗抑郁药，如米氮平；如果为较单纯的睡眠障碍和焦虑、激越，可使用苯二氮䓬类药物。

第三节　帕金森病

帕金森病是发生于中年以上成年人的黑质和黑质纹状体通路变性疾病，临床主要特征为进行性运动徐缓、肌强直及震颤。中国帕金森患病率在55岁以上人群中为1%，65岁以上人群为1.7%，患病率随年龄增高而增加。帕金森综合征则是一组临床综合征，其中绝大多数（80%～90%）为原发性帕金森病，其余由可引起类似表现的各种继发性帕金森综合征、遗传变性性帕金森综合征和帕金森叠加综合征组成。帕金森病及帕金森综合征分类见表2-2。

表2-2　帕金森病及帕金森综合征分类

1.原发性（特发性）帕金森病
（1）帕金森病
（2）少年型帕金森病
2.帕金森叠加综合征
（1）进行性核上性麻痹
（2）多系统萎缩
（3）弥漫性路易体痴呆
（4）皮质基底节变性
3.遗传变性性帕金森综合征
（1）亨廷顿病（又称亨廷顿）舞蹈症
（2）肝豆状核变性
（3）脑铁沉积性神经变性病
（4）神经铁蛋白病
（5）脊髓小脑共济失调（SCA2、SCA3和SCA6等）
（6）额颞性痴呆
（7）家族性基底节钙化
（8）神经棘红细胞增多症
4.继发性（获得性、症状性）帕金森综合征
（1）感染：（昏睡性）脑炎后、亚急性硬化性全脑炎、获得性免疫缺陷综合征、朊蛋白等
（2）血管性：多发性脑梗死等
（3）药物：多巴胺受体阻断剂（抗精神病药物、止吐剂）、利血平、丁苯那嗪、锂、氟桂利嗪、桂利嗪等
（4）毒物：甲苯氢啶（MPTP）、一氧化碳、锰等
（5）其他：正常压力性脑积水、甲状腺功能减退、脑瘤等

一、临床表现

帕金森病好发于50岁以上的中老年人，但小于40岁起病的患者并不少见。男女均可累及。本病起病多很缓慢，逐渐加重，主要症状包括震颤、肌强直及运动徐缓等。症状孰先孰后，因人而异。约2/3患者症状起自一侧上肢，之后波及同侧肢体，然后累及对侧肢体。

（一）震颤

约2/3患者以震颤为首发症状。震颤是因肢体的主动肌与拮抗肌节律性（每秒4～6次）交替收缩而引起。震颤多自一侧上肢的远端开始，然后逐渐扩展到同侧下肢及对侧上下肢。下颌、口唇、舌及头部一般最后受累。上肢的震颤常比下肢重。手指的节律性震颤形成所谓“搓丸样动作”。在本病早期，震颤仅于肢体处于静止状态时出现，做随意运动时可减轻或暂时停止，情绪激动使之加重，睡眠时完全停止。强烈的意志和主观努力可暂时抑制震颤，但过后反有加剧的趋势。

（二）肌强直

肌强直系主动肌和拮抗肌的肌张力均增高。在关节被动运动时，增高的肌张力始终保持一致，阻力均匀，称为“铅管样强直”。如患者合并震颤，则在屈伸肢体时可感到在均匀的阻力上出现断续的停顿，如齿轮转动，称为“齿轮样强直”。四肢、躯干、颈部及面部肌肉均可受累。由于这些肌肉的强直，患者出现特殊姿势：头部前倾、躯干俯屈、上臂内收、肘关节屈曲、腕关节伸直、手指内收、拇指对掌、指间关节伸直，髋及膝关节均略为弯曲。疾病进展时，这些姿势障碍逐渐加重。严重者腰部前弯几可呈直角，头部前倾严重时下颌几乎可触胸。肌强直严重者可引起肢体的疼痛。“路标现象”是一种有早期诊断价值的体征：患者把双肘搁于桌上，使前臂与桌面呈垂直位置，并让其两臂及腕部的肌肉尽量放松，此时患者由于腕关节伸肌强直而或多或少仍保持伸直位置，而在正常人腕关节与前臂约成90°屈曲。

（三）运动迟缓

肌强直加上姿势、平衡及翻正反射等障碍可引起一系列的运动障碍。在本病初期，常因臂肌及手指肌的强直，患者上肢不能做精细动作，表现为书写困难。所写的字弯曲不正、越写越小，称为“写字过小症”。日常生活不能自理，坐下时不能起立，卧床时不能自行翻身，解系鞋带和扣纽扣、穿脱鞋袜或裤子、剃须、洗脸及刷牙等动作都有困难。行走时，起步困难，但一迈步即以极小的步伐向前冲去，且越走越快，不能及时停步或转弯，称“慌张步态”。因躯干僵硬加上平衡障碍，当患者企图转弯时，乃采取连续小步使躯干和头部一起转向。患者因失去联合运动，行走时上肢的摆动减少或完全消失。面肌运动减少，形成“面具脸”，表现为面部无表情、不眨眼、双目凝视等。由于口、舌、腭及咽部等肌肉的运动障碍可引起大量流涎，而唾液分泌并无增加，仅因患者不能把唾液自然咽下所致。严重患者亦可发生明显的吞咽困难。

（四）姿位平衡障碍

姿位平衡障碍常出现在疾病的中晚期，绝大多数患者会出现平衡困难。这些患者或许对帕金森病治疗药物仍然敏感，但平衡障碍却已不能用药物纠正。一旦发生这种情况，患者应使用拐杖或助行架，避免跌倒。

帕金森病除了上述显著的运动症状以外，还常常出现许多非运动症状，近年来获得越来越多的关注。非运动症状甚至可以是对患者生活质量最主要的影响因素。这些非运动症状可出现在运动症状发生以后，甚至在运动症状出现前多年即已经显现，包括流涎、多汗、便秘、睡眠障碍、抑郁、精神障碍（幻觉等）、体重减轻、呼吸困难、尿频、尿急、疼痛、嗅觉减退、痴呆等。

二、诊断

根据本病有运动迟缓、震颤、肌强直三主征，结合“面具脸”、头部前倾、躯干俯屈、行走时上肢无摆动及“慌张步态”、多巴制剂等药物治疗明显改善等特征，有一定病程且表现典型的病例，诊断往往并不困难。2015年国际运动障碍协会（MDS）更新了帕金森病诊断标准，见表2-3。

表2-3　2015年国际运动障碍协会帕金森病诊断标准

诊断的首要核心是必须具备帕金森综合征（定义为运动迟缓，伴有静止性震颤和肌强直的其中一项）。一旦诊断为帕金森综合征，按以下标准进行诊断
1.临床确诊为帕金森病要求
（1）不含下列绝对排除项*及任何警示项**
（2）至少具备有两条支持项***
2.临床诊断为很可能的帕金森病要求
（1）不含绝对排除项*
（2）允许有警示项**，但不能超过2条，且必须有足够的支持项***抵消（1条警示项需至少有1条支持项抵消；2条警示项需至少有2条支持项抵消；不允许有超过2条警示项）

注：* 绝对排除项，存在以下任何一项即可排除帕金森病：①小脑功能障碍；②下视不能或向下垂直扫视减慢；③起病5年内有额颞叶痴呆证据；④起病超过3年，帕金森病症状仍局限于下肢；⑤多巴胺受体阻断剂或耗竭剂应用史（剂量和时间均符合药源性帕金森综合征诊断）；⑥中重度病情，但大剂量左旋多巴治疗无效；⑦明确的皮层性感觉减退、失用或进行性失语；⑧突触前多巴胺能系统的神经功能影像学检查结果正常；⑨其他可以解释症状的病情。** 警示项：①发病5年内快速进展（需常规使用轮椅）；②运动障碍5年或以上不进展（除非病情稳定与治疗有关）；③早期延髓功能障碍；④不自主呼吸功能障碍（喘鸣等）；⑤起病5年内出现严重的自主神经功能障碍；⑥起病3年内反复跌倒；⑦起病10年内出现过度的躯干前屈或手足挛缩；⑧起病5年仍未出现帕金森病常见的非运动症状；⑨无法解释的锥体束征；⑩双侧

对称的帕金森症。*** 支持项：①多巴胺能药物疗效明确且显著；②出现左旋多巴诱导的异动症；③肢体不对称性震颤；④有嗅觉丧失，或心脏间碘苯甲胍闪烁照相技术（MIBG）显示心脏存在失交感神经支配。

对上述帕金森病诊断标准的正确领悟和实施，能够使帕金森病患者的终前诊断准确率达到90%以上。但在帕金森病早期，上述标准中诸多条目不适用，诊断的准确率不高，仍有待开发疾病特异的生物学标志物及长期随访项目。脑功能显像是目前可以用于帮助诊断帕金森病的重要手段，最常用的显像靶点是脑多巴胺转运蛋白（dopamine transporter，DAT）显像，在帕金森病早期即可发现壳核区域DAT显著降低，可用于鉴别特发性震颤等。制约因素是该检查仅限于少数医学中心，普及性有待进一步提高。国际运动障碍协会（MDS，2015）帕金森病诊断标准中规定，如果DAT正常可以绝对排除帕金森病的诊断。

三、治疗与药物应用

药物治疗通常可以使患者的症状在一定时间内获得不同程度的好转，但本病系慢性神经退行性疾病，缓慢进展是其基本特征。新近证据显示：早期诊断、早期治疗帕金森病，不仅可以改善症状，提高生活质量，而且可以延缓病情进展。药物和手术都有发生并发症的可能，医生应酌情决定选择何种治疗并及时调整药物的剂量。鉴于长期用药存在出现运动波动、异动等运动并发症风险，从早期起即坚持“剂量滴定”，根据病情逐渐增量，尽可能以较小剂量达到比较满意的疗效，可降低远期出现上述运动并发症的风险。应鼓励患者尽可能多地进行体力活动，继续工作，培养业余爱好。体疗训练可使患者更好地进行行走、进食等日常活动。

（一）药物治疗

药物治疗可使相当一部分患者的症状在一定程度和时间上得到改善。治疗中，剂量和方法应个体化。每种药物宜从小剂量开始，缓慢增加到适量，然后长期维持。药物长期服用后都存在效果减退或出现严重副作用的问题，剂量及组合需要根据病情变化不断做出相应调整。

1.复方左旋多巴制剂（左旋多巴和脑外多巴脱羧酶抑制剂）

多巴胺替代疗法机制在于多巴胺本身不易通过血-脑屏障，故须选用能通过血-脑屏障的左旋多巴，在脑中脱羧变成多巴胺；为增加多巴胺进入脑实质的量，并减少其外周的副作用，可同时应用一些多巴脱羧酶抑制剂或增效剂以提高疗效。

（1）左旋多巴：本药是目前治疗帕金森病最有效的药物。鉴于对外周（胃肠道、心血管系统）的副作用，左旋多巴目前几乎很少单独应用，多与脑外多巴脱羧酶抑制剂合用，可以增加疗效、降低副作用。主要副作用有恶心、呕吐、厌食、轻度血压降低、心脏症状、各种不随意运动（异动症）、“开-关（on-off）”现象和精神异常等。所谓

“开–关”现象是动（开）和不动（关）交替出现的双相现象，患者可在几分钟内由肢体、口、面部等处的多动突然转变为强直性的不动状态，后者可持续数分钟至一小时。胃肠道副作用在治疗初期多见，不随意运动及“开–关”现象在长期治疗中多见，减量或停药后这些副作用均可消失。在服用左旋多巴期间，禁用维生素B_9和A型单胺氧化酶抑制剂（monoamine oxidase inhibitor，MAOI）。因为维生素B是多巴脱羧酶的辅酶，用后可加强外周多巴脱羧酶的活性，使脑外多巴加快变成多巴胺，使血中左旋多巴浓度降低，从而减少左旋多巴进入脑组织中的量，降低其疗效，并加强它的外周副作用。

（2）脑外多巴脱羧酶抑制剂：苄丝肼和卡比多巴都是多巴脱羧酶抑制剂。这类药物的特点是本身不易通过血–脑屏障，故应用小剂量时，仅抑制脑外左旋多巴的脱羧作用，而不影响脑内的脱羧作用。因此，与左旋多巴合用时可阻止血中多巴转变成多巴胺，使血中有更多的多巴进入脑内脱羧成为多巴胺，从而减少左旋多巴的用量，加强其疗效并减少其外周（脑外）副作用（如胃肠道及心血管系统的症状），但不减少中枢（脑内）的副作用（如不随意运动、“开–关”现象及精神症状）。应用此类药物时应加用维生素B_6，使脑内左旋多巴的脱羧加快、加强。

（3）多巴丝肼（美多芭，Madopar）：左旋多巴和苄丝肼的复方制剂。美多芭（250’）标准片含左旋多巴200mg和苄丝肼50mg。从小剂量起始，逐渐酌情加量。第1周美多芭（250’）每日半片，分2次服用；其后每隔1周增加一次剂量，直至滴定到可以显著改善症状、提高生活质量的最低有效剂量。餐前1h服用可以减少左旋多巴在肠道中吸收与饮食中蛋白质吸收的冲突，如果是高蛋白饮食，最好在餐前2h服用。服用后如果有胃肠道不适（恶心、呕吐、食欲不振等），可以加服吗丁啉口服，或者放在餐后服用。美多芭每日最大剂量一般不超过8～10片，并应分成3～4次服用。美多芭（Madopar）控释片可延长有效血药浓度的时间。

（4）卡左双多巴控释片（息宁）：左旋多巴和卡比多巴的复方制剂。国内商品名为息宁，规格为250’，系控释片，含200mg左旋多巴和50mg卡比多巴。用法基本参照美多芭的用法。控释片的优点是药性相对平稳，药效维持时间相对长，但缺点是每次的药性不如标准片显著。剂量切换计算时，控释片的有效剂量一般只相当于同等标准片的80%。

（5）恩他卡朋双多巴片：左旋多巴、卡比多巴、恩他卡朋三重复方制剂，商品名为Stalevo、达灵复。目前国内上市的剂量为：左旋多巴100mg/卡比多巴25mg/恩他卡朋200mg，是标准片。

（6）缓释型和标准型卡比多巴和左旋多巴的混合剂型（Rytary）：具备起效快、持续时间久的双重优点，可以减少给药次数，延长药性时间。国内尚未上市。

2.多巴胺受体激动剂

在帕金森病的早期患者，尤其是起病年龄小的患者中，可单用多巴胺受体激动剂。

相比左旋多巴制剂，多巴胺受体激动剂的半衰期长，可以避免对纹状体突触后膜多巴胺受体产生脉冲样刺激，早期即启用受体激动剂的优点是后期出现运动并发症（症状波动和异动）的风险相对小。普拉克索还有显著的抗抑郁作用。多巴胺受体激动剂改善帕金森病运动症状的效果较多巴制剂相对不佳，且下肢水肿等副作用风险相对高。总之，复方多巴制剂和多巴胺受体激动剂对于早期帕金森病总体生活质量的改善效果相仿，各有利弊，需要综合权衡。中晚期多巴胺受体激动剂与复方多巴制剂及其他抗帕金森病药物合用，可以改善患者的剂末现象和“开–关”现象。

多巴胺受体激动剂均应从小剂量开始，逐渐加量，一直到出现满意疗效而无不良反应为止，之后长期维持，较易出现恶心、食欲减退、精神症状（幻觉、冲动控制障碍、性欲亢进等）、直立性低血压和下肢水肿等副反应。常用多巴胺受体激动剂按其化学结构分为麦角类、非麦角类。传统的麦角类多巴胺受体激动剂溴隐亭、培高利特由于有心脏瓣膜病变和肺胸膜纤维化等风险，已经基本退出了帕金森病的临床应用。目前临床应用的主要是非麦角类多巴胺激动剂，包括普拉克索（Pramipexole）、吡贝地尔（Piribedil）、罗匹尼罗（Ropinirole）、罗替高汀（Rotigotine）、阿扑吗啡（Apomorphine）。普拉克索起始剂量为0.125mg，每日3次；一周后日剂量加倍，第3周再翻倍；随后根据疗效和耐受性酌情增加。常见的维持量在0.5～1.5mg，每日3次。吡贝地尔对震颤效果相对较好，常用剂量为每日150～200mg。罗匹尼罗起始量为0.25mg，每日3次，每周总量增加0.75mg/d，许多患者在2～8mg每日3次时才会出现疗效。罗替高汀贴片的每片药效可维持24h，可以作为单药治疗方案，也可以与左旋多巴制剂合用；起始剂量通常每日2～4mg，可以酌情缓慢增加到每日8～16mg。

3.B型单胺氧化酶抑制剂（MAOI）

现在已知MAO至少分为A型与B型两型。A型MAOI可阻止去甲肾上腺素（noradrenaline，NA）继续降解，使血中NA蓄积，从而使血压升高甚至发生高血压危象。人脑中以B型MAOI为主，若左旋多巴（或其与多巴脱羧酶抑制剂的复方制剂）和B型MAOI（L–Deprenyl）合并应用，则不会有此副作用，且可加强左旋多巴的作用，并减少其用量。第一代B型MAOI司来吉兰（selegilien，L–Deprenyl）能够抑制脑内多巴胺降解，加强脑内多巴胺能的作用。用法是每日早晨和中午各口服1次，每次5mg。第二代B型MAOI雷沙吉兰每日早晨服用1次（1mg），可以与多巴制剂合用，改善有运动症状波动的中晚期帕金森病患者的症状；也可以单独应用于早期帕金森病。沙芬酰胺是一种可逆的B型MAOI，在出现“开–关”现象的患者中作为多巴制剂的补充治疗，治疗剂量为每日50～100mg。

4.儿茶酚–氧位–甲基转移酶（COMT）抑制剂

目前有两种药：托卡朋和恩他卡朋。由于应用托卡朋有肝脏毒性的风险，故目前大部分国家的市场上已经停止使用该药。恩他卡朋主要阻滞外周多巴胺降解、使血浆左旋多巴保持稳定浓度、增加其进入脑内的剂量。作为多巴制剂的增效剂，它不能单独应用，只能与多巴制剂合用，用法是每服一次（复方）左旋多巴制剂，同时服用一次恩他卡朋（100mg或者200mg），可以改善中晚期帕金森病患者的运动波动症状。新一代药物奥皮卡鹏同时抑制中枢和外周COMT，效果更强，每日仅需服用1次，每次50mg，可以显著延长有症状波动的帕金森病患者开期。

5.抗胆碱能药物

抗胆碱能药物对震颤的效果相对较好，可单独应用或与多巴制剂等其他抗帕金森病药物合用。最常用的药物是苯海索（安坦，Artane），每次2～4mg，每日3次。副作用有口干、眼花、无汗、面红、恶心、便秘、排尿困难、失眠和不宁，严重者可引起谵妄，停药或减量后可消失。有青光眼者禁用此类药物。老年患者有引发精神障碍、记忆力减退的风险。

6.抗谷氨酸能（兴奋性氨基酸）药物

金刚烷胺目前主要用于缓解帕金森病的运动症状，及长期应用多巴制剂/激动剂后出现的异动症。该药可单独应用，或与其他抗帕金森病药物合用，用量为每日200～300mg。它能改善帕金森病的所有症状，但单独应用药效维持时间一般不长。副作用有下肢水肿和网状青斑、头晕、失眠、幻觉等。

7.腺苷2A拮抗剂

伊曲茶碱为左旋多巴基础上的添加治疗，每日20mg或40mg，可以延长有运动波动的帕金森病患者的“开”期。

（二）外科治疗

外科治疗的适应证主要为：原发性帕金森病；年龄<75岁；病程4～5年以上；早期药物治疗疗效显著，长期药物治疗后药效明显减退，在优化药物治疗方案后仍然无法满意控制的运动波动/异动，或者药物难以控制的震颤，或者不能耐受药物治疗。手术需要严格掌握适应证。手术可以显著改善运动症状，但并非根治手段。术后仍需服用药物，但所需剂量可以减少。脑深部刺激术因为其可逆、可调控，相对安全，获得更多应用，是目前最主要的手术方法。在锁骨皮下埋置带电池的刺激顺序脉冲调节器，通过电线连接颅内靶点中电极。有效脉冲因人而异。刺激靶点区分别在丘脑底核、丘脑腹中间核或苍白球，适用于左旋多巴复方剂有效的早期偏侧或晚期帕金森病左旋多巴复方制剂仍然有效但出现疗效减退或药物造成的运动障碍。毁损术也有一定疗效，但由于不可逆及不可调控，目前应用渐少。

（三）康复及运动疗法

太极拳、慢跑、快走等运动对帕金森病患者运动症状的改善甚至延缓病情可能有一定的帮助。

第三章　糖尿病及其并发症

第一节　糖　尿　病

糖尿病（diabetes mellitus，DM）是一组由遗传和环境因素相互作用而引起的临床综合征。因胰岛素分泌绝对或相对不足以及靶组织细胞对胰岛素敏感性降低，引起糖、蛋白质、脂肪、水和电解质等一系列代谢紊乱。临床以高血糖为主要表现，多数情况下会同时合并脂代谢异常和高血压等，久病可引起多个系统损害。病情严重或应激时，可发生急性代谢紊乱如酮症酸中毒等。

糖尿病患者的心血管疾病发病率是普通人群的4倍，超过75%的糖尿病患者最终死于心血管疾病。NCEP-ATP-Ⅲ认为，糖尿病是冠心病的等危症。有学者甚至认为糖尿病是“代谢性血管病”。

一、临床表现

（一）代谢紊乱综合征

多尿、多饮、多食、体重减轻（“三多一少”），部分患者外阴瘙痒、视物模糊。胰岛素依赖型DM起病急，病情较重，症状明显；非胰岛素依赖型DM起病缓慢，病情相对较轻或出现餐后反应性低血糖。反应性低血糖是由于糖尿病患者进食后胰岛素分泌高峰延迟，餐后3～5 h血浆胰岛素水平不适当地升高，其所引起的反应性低血糖可成为这些患者的首发表现。患者首先出现多尿，继而出现口渴、多饮，食欲亢进，但体重减轻，形成典型的“三多一少”表现。患者可有皮肤瘙痒，尤其外阴瘙痒。高血糖可使眼部房水、晶状体渗透压改变而引起屈光改变致视物模糊。患者可出现包括反应性低血糖在内的诸多并发症和伴发病。

（二）糖尿病自然病程

1.胰岛素依赖型糖尿病

胰岛素依赖型糖尿病多起病于30岁以前的青少年期，起病急，症状明显，有酮症酸中毒倾向，患者对胰岛素敏感。在患病初期经胰岛素治疗后，部分患者胰岛功能有不同程度的改善，胰岛素用量可减少甚至停用，称蜜月期。蜜月期一般不超过1年。10～15年以上长期高血糖患者，可出现慢性并发症。强化治疗可减少或延缓并发症的发生。

2.非胰岛素依赖型糖尿病

非胰岛素依赖型糖尿病多发生于40岁以上中、老年人，患者多肥胖，起病缓慢，病情轻，口服降糖药物有效，对胰岛素不敏感。但在长期的病程中，患者胰岛β细胞功能逐渐减退，以致需要胰岛素治疗。

（三）并发症

1.急性并发症

（1）糖尿病酮症酸中毒（DKA）：糖尿病的急性并发症，多发生于胰岛素依赖型糖尿病患者，也可发生在非胰岛素依赖型糖尿病血糖长期控制不好的患者中。其病因有：感染，饮食不当，胰岛素治疗中断或不足，应激情况如创伤、手术、脑血管意外、麻醉、妊娠和分娩等。有时可无明显的诱因，多见于胰岛素的作用下降。患者表现为原有的糖尿病症状加重，尤其是口渴和多尿明显，胃肠道症状、乏力、头痛、萎靡、酸中毒的深大呼吸，严重脱水、血压下降、心率加快、嗜睡、昏迷。少数患者无既往糖尿病史，还有少数患者有剧烈腹痛、消化道出血等表现。

（2）高渗性非酮症糖尿病昏迷（HNDC）：简称高渗性昏迷，是糖尿病急性代谢紊乱的表现之一，多发生在老年人中。可因各种原因导致大量失水，发生高渗状态，病情危重。患者易并发脑血管意外、心肌梗死、心律失常等并发症，病死率高达40%～70%。有些患者发病前无糖尿病史。常见的诱因有感染、急性胃肠炎、胰腺炎、血液或腹膜透析、不合理限制水分、脑血管意外，使用某些药物如糖皮质激素、利尿剂，输入大量葡萄糖液或饮用大量含糖饮料等。患者的早期表现为原有糖尿病症状逐渐加重，可有呕吐、腹泻、轻度腹痛、食欲缺乏、恶心、尿量减少、无尿，呼吸加速、表情迟钝、意识淡漠、不同程度的意识障碍；随后可出现嗜睡、木僵、幻觉、定向障碍、昏睡以至昏迷。患者体重明显下降，皮肤黏膜干燥，皮肤弹性差，眼压低、眼球软，血压正常或下降，脉搏细速，腱反射可减弱。患者并发脑卒中时，有不同程度的偏瘫、失语、眼球震颤、斜视、癫痫样发作，反射常消失，前庭功能障碍，有时有幻觉。

（3）感染：糖尿病患者常发生疖、痈等皮肤化脓性感染，可反复发生，有时可引起败血症或脓毒血症；尿路感染中以肾盂肾炎和膀胱炎最常见，尤其多见于女性患者，反复发作可转为慢性；皮肤真菌感染，如足癣也常见；真菌性阴道炎和巴氏腺炎是女性糖尿病患者常见并发症，多为白色珠菌感染所致；糖尿病合并肺结核的发生率较高，易扩展弥散形成空洞，下叶病灶较多见。

2.慢性并发症

（1）大血管病变：大、中动脉粥样硬化主要侵犯主动脉、冠状动脉、大脑动脉、肾动脉和肢体外周动脉等，临床上引起冠心病、缺血性或出血性脑血管病、高血压，肢体外周动脉粥样硬化常以下肢动脉病变为主，表现为下肢疼痛、感觉异常和间歇性跛行，严重者可导致肢体坏疽。

（2）糖尿病视网膜病变：糖尿病视网膜病变是常见的并发症，其发病率随年龄和糖尿病的病程增长而增加，病史超过10年者，半数以上有视网膜病变，是成年人失明的主要原因。此外，糖尿病还可引起白内障、屈光不正、虹膜睫状体炎。

（3）糖尿病肾病：又称肾小球硬化症，病史常达10年以上。胰岛素依赖型DM患者30%～40%发生肾病，是主要死因。非胰岛素依赖型糖尿病患者约20%发生肾病，在死因中列在心、脑血管病变之后。

（4）糖尿病神经病变：糖尿病神经病变常见于40岁以上血糖未能很好控制和病程较长的糖尿病患者，但有时糖尿病性神经病变也可以是糖尿病的首发症状，也可在糖尿病初期或经治疗后血糖控制比较满意的情况下发生。

（5）糖尿病足（肢端坏疽）：在血管、神经病变的基础上，肢端缺血，在外伤、感染后可发生肢端坏疽。糖尿病患者的截肢率是非糖尿病患者的25倍。

二、治疗与药物应用

目前临床应用的药物有六大类，即磺酰脲类（SU）、双胍类、α-葡萄糖苷酶抑制药、噻唑烷二酮类（TZD）、苯甲酸衍生物类、胰岛素。

（一）治疗原则

胰岛素依赖型糖尿病一经诊断，则需用胰岛素治疗。非胰岛素依赖型糖尿病患者经饮食控制后如血糖仍高，则需用药物治疗。出现急性并发症者则需急症处理，出现慢性并发症者在控制血糖的情况下对症处理。

（二）磺酰脲类

目前因第一代药物不良反应较大，低血糖发生率高，已较少使用，主要选用第二代药物。

（1）用药方法：一般先从小剂量开始，2.5～5mg/d，根据病情可逐渐增量，最大剂量为15～40mg/d。宜在餐前半小时服用。由于降糖作用较强，发生低血糖反应较重，老年人、肾功能不全者慎用。格列齐特和格列吡嗪有增强血纤维蛋白溶解活性、降低血液黏稠度等作用，有利于延缓糖尿病血管并发症的发生。格列喹酮的代谢产物由胆汁排入肠道，很少经过肾排泄，适用于糖尿病肾病患者。格列美脲是新一代磺酰脲类药物，作用可持续1d，服用方便，1次/天，它不产生低血糖，对心血管系统的影响较小。格列吡嗪控释片（瑞易宁）1次/天，口服用药，该药可促进胰岛素按需分泌，提高外周组织对胰岛素的敏感性，显著抑制肝糖的生成，有效降低全天血糖，不增加低血糖的发生率，不增加体重，不干扰脂代谢，不影响脂肪分布，与二甲双胍合用疗效增强。

（2）药物剂量：格列本脲，每片2.5mg，2.5～15mg/d，分2～3次服；格列吡嗪，每片5mg，5～30mg/d，分2～3次服；格列吡嗪控释片（瑞易宁），每片5mg，5～20mg/d，1次/天；格列齐特，每片80mg，80～240mg/d，分2～3次服；格列喹酮，每片30mg，30～180mg/d，分2～3次服；格列美脲，每片1mg，1～4mg/d，1次/天。

（三）双胍类

（1）常用的药物剂量：二甲双胍肠溶片，每片0.25g，0.5～1.5g/d，分2～3次口服；二甲双胍，每片0.5g，0.85～2.55g/d，分1～2次口服，剂量超过2.55g/d时，最好随三餐分次口服。

（2）用药方法：二甲双胍开始时用小剂量，餐中服用，告知患者有可能出现消化道反应，经一段时间后有可能减轻、消失；按需逐渐调整剂量，以二甲双胍肠溶片不超过2g/d或二甲双胍（格华止）2.55g/d为度，老年人减量。

（四）α-葡萄糖苷酶抑制药

常用药物如阿卡波糖（拜糖平），开始剂量50mg，3次/天，75～300mg/d；倍欣0.2mg，3次/天，与餐同服。合用助消化药、制酸药、胆盐等可削弱效果。

（五）胰岛素增敏（效）药

胰岛素增敏（效）药包括罗格列酮、吡格列酮等，属于噻唑烷二酮类口服降糖药。

（1）吡格列酮。①用药方法：口服1次/天，初始剂量为15mg，可根据病情加量直至45mg/d。肾功能不全者不必调整剂量。②本品不适于胰岛素依赖型糖尿病、糖尿病酮症酸中毒的患者，对本品过敏者禁用。活动性肝炎患者不应使用本品。水肿和心功能分级NYHA Ⅲ～Ⅳ患者不宜使用本品。本品不宜用于儿童。用药过程中若ALT水平持续超过3倍正常上限或出现黄疸，应停药。联合使用其他降糖药有发生低血糖的危险。③常见不良反应有头痛、背痛、头晕、乏力、恶心、腹泻等，偶有增加体重和肌酸激酶升高的现象。

（2）罗格列酮。①用药方法：起始剂量为4mg/d，单次服用；经12周治疗后，如需要可加量至8mg/d，1次/天或2次/天服用。②临床适应证及注意事项同吡格列酮，但本品的肝不良反应少。

（六）胰岛素

（1）适应证包括以下几方面：①胰岛素依赖型糖尿病；②糖尿病酮症酸中毒、高渗性昏迷和乳酸性酸中毒伴高血糖；③合并重症感染、消耗性疾病、视网膜病变、肾病变、神经病变、急性心肌梗死、脑血管意外；④因伴发病需外科治疗的围术期；⑤妊娠和分娩期；⑥非胰岛素依赖型糖尿病患者经饮食及口服降糖药治疗未获得良好控制；⑦全胰腺切除引起的继发性糖尿病。

（2）临床常用胰岛素制剂包括：①超短效胰岛素、人胰岛素类似物，无免疫原性，低血糖发生率低；②短效胰岛素（R）；③中效胰岛素（中性鱼精蛋白锌胰岛素NPH）；④预混胰岛素（30R、50R）；⑤长效胰岛素（鱼精蛋白锌胰岛素PZI）。

（七）非磺脲类促泌剂–格列奈类

格列奈类药物是一类非磺脲类胰岛素促泌剂，其作用靶点是胰岛β细胞膜上的三磷酸腺苷（ATP）敏感性K^+通道。与磺脲类药物相比，这类药物具有起效更快、作用时间更短、控制餐后高血糖更好、低血糖风险更小等特点。随着相关临床研究和循证医学证据的不断积累，格列奈类药物在T2DM患者血糖管理中的作用日益受到重视。

第二节　糖尿病酮症酸中毒

糖尿病酮症酸中毒（Diabetic ketoacidosis，DKA）为最常见的糖尿病急症。酮体包括β–羟丁酸、乙酰乙酸和丙酮。糖尿病加重时，胰岛素绝对缺乏，三大代谢紊乱，不但血糖明显升高，而且脂肪分解增加，脂肪酸在肝脏经β氧化产生大量乙酰辅酶A，由于糖代谢紊乱，草酰乙酸不足，乙酰辅酶A不能进入三羧酸循环氧化供能而缩合成酮体；同时由于蛋白合成减少，分解增加，血液中生糖、生酮氨基酸均增加，使血糖、血酮进一步升高。DKA分为几个阶段：①早期血酮升高称酮血症，尿酮排出增多称酮尿症，统称为酮症；②酮体中β–羟丁酸和乙酰乙酸为酸性代谢产物，消耗体内储备碱，初期血pH正常，属代偿性酮症酸中毒，晚期血pH下降，为失代偿性酮症酸中毒；③病情进一步发展，出现意识障碍，称糖尿病酮症酸中毒昏迷。目前本症因延误诊断和缺乏合理治疗而造成死亡的情况仍较常见。

一、临床表现

糖尿病酮症酸中毒的临床表现为：早期“三多一少”症状加重；酸中毒失代偿后，病情迅速恶化，出现疲乏、食欲缺乏、恶心、呕吐，多尿、口干、头痛、嗜睡，呼吸深快，呼气中有烂苹果味（丙酮）；后期严重失水，尿量减少、眼眶下陷、皮肤黏膜干燥，血压下降、心率加快，四肢厥冷；晚期不同程度意识障碍，反射迟钝、消失，昏迷。感染等诱因引起的临床表现可被DKA的表现所掩盖。少数患者表现为腹痛，酷似急腹症。

二、治疗与药物应用

（一）补液

补液是治疗的关键环节。只有在有效组织灌注改善、恢复后，胰岛素的生物效应才能充分发挥。通常使用生理盐水补液，输液量和速度的掌握非常重要，DKA失水量可达体重10%以上，一般根据患者体重和失水程度估计已失水量，开始时输液速度较快，在1～2h内输入0.9%氯化钠1000～2000mL，前4h输入所计算失水量1/3的液体，以便尽快补充血容量，改善周围循环和肾功能。如治疗前已有低血压或休克状况，快速输液不能有效升高血压，应输入胶体溶液并采用其他抗休克措施。以后根据血压、心率、每小时尿量、末梢循环情况及有无发热、吐泻等决定输液量和速度，老年患者及有心肾疾病患者必要时监测中心静脉压，一般每4～6h输液1000mL。24h输液量应包括已失水量和部分继续失水量，一般为4000～6000mL，严重失水者可达6000～8000mL。开始治疗时不能给予葡萄糖液，当血糖下降至13.9mmol/L（250mg/dL）时改用5%葡萄糖液，并按每2～4g葡萄糖加入1U短效胰岛素。建议配合使用胃管灌注温0.9%氯化钠溶液或温开水，但不宜用于有呕吐、胃肠胀气或上消化道出血症状的患者。

（二）胰岛素治疗

目前均采用小剂量（短效）胰岛素治疗方案，即每小时给予0.1U/kg的胰岛素，使血清胰岛素浓度恒定达到100～200U/mL，这可产生抑制脂肪分解和酮体生成的最大效应以及相当强的降低血糖效应，而促进钾离子运转的作用较弱。通常将短效胰岛素加入生理盐水中持续静脉滴注（应另建输液途径），也可间歇静脉注射，剂量均为每小时0.1U/kg。重症患者［指有休克和（或）严重酸中毒和（或）昏迷者］应酌情静脉注射首次负荷剂量10～20U胰岛素。血糖下降速度一般以每小时降低3.9～6.1mmol/L（70～110mg/dL）为宜，每1～2h复查血糖，若在补足液量的情况下2h后血糖下降不理想或反而升高，提示患者对胰岛素敏感性较低，胰岛素剂量应加倍。当血糖降至13.9mmol/L时开始输入5%葡萄糖溶液，并按比例加入胰岛素，此时仍需每4～6h复查血糖，调节输液中胰岛素的比例及每4～6h皮下注射一次4～6U胰岛素，使血糖水平稳定在较安全的范围内。病情稳定后过渡到胰岛素常规皮下注射治疗。

（三）纠正电解质及酸碱平衡失调

本症酸中毒主要由酮体中酸性代谢产物引起，经输液和胰岛素治疗后，酮体水平下降，酸中毒可自行纠正，一般不必补碱。严重酸中毒影响心血管、呼吸和神经系统功能，应给予相应治疗，但补碱不宜过多、过快，补碱指征为血pH小于7.1，HCO_3^-小于5mmol/L。应采用等渗碳酸氢钠（1.25%～1.4%）溶液，给予碳酸氢钠50mmol/L，即将5%碳酸氢钠84mL加注射用水至300mL配成1.4%等渗溶液，一般仅给1～2次。若不能通过输液和应用胰岛素纠正酸中毒，而补碱过多、过快，可产生不利影响，包括脑脊液反常性酸中毒加重、组织缺氧加重、血钾下降和反跳性碱中毒等。

DKA患者有不同程度失钾，失钾总量达300～1000mmol。如上所述，治疗前的血钾水平不能真实反映体内缺钾程度，补钾应根据血钾和尿量：治疗前血钾低于正常，立即开始补钾，前2～4h通过静脉输液每小时补钾13～20mmol/L（相当于氯化钾1.0～1.5g）；血钾正常、尿量大于40mL/h，也立即开始补钾；血钾正常、尿量低于30mL/h，暂缓补钾，待尿量增加后再开始补钾；血钾高于正常，暂缓补钾。前24h内可补氯化钾达6g或6g以上，部分稀释后静脉输入、部分口服。治疗过程中定时监测血钾浓度和尿量，调整补钾量和速度。病情恢复后仍应继续口服钾盐数天。

第三节　高渗性高血糖状态

高渗性高血糖状态（HHS）是糖尿病严重急性并发症之一，以严重高血糖、高血浆渗透压、脱水为特点，无明显酮症酸中毒，患者常有不同程度的意识障碍或昏迷等精神神经系统症状。多见于原来无糖尿病病史，或已有数周多尿、体重减轻和饮食减少病史，用饮食控制或口服降糖药治疗的老年2型糖尿病患者。“高血糖高渗状态”与以前所称“高渗性非酮症性糖尿病昏迷”略有不同，因为部分患者并无昏迷，部分患者可伴有酮症。

一、临床表现

HHS发病率低于DKA，任何年龄均可发病，多见于60岁以上老年人，男女发病率大致相同，约2/3患者有糖尿病史，且多为2型糖尿病。HHS起病多隐匿，起病缓慢，从发病到出现典型的临床表现一般为1~2周，偶尔急性起病。患者起病初期多有口渴、多饮多尿、乏力等症状或上述症状加重，可同时伴有恶心、呕吐、食欲减退、反应迟钝、表情淡漠等临床表现，但“多食”不明显或反而食欲减退，以致常常被忽视。随着病情进展，逐渐出现典型的HHS临床表现，主要表现为严重的脱水和中枢神经系统损害。

HHS患者常有严重的脱水症，体格检查可见皮肤黏膜干燥、弹性减退，眼球凹陷，唇舌干裂。随着病情进展，可出现脉细速，卧位时颈静脉充盈不全，直立性低血压等周围循环衰竭表现。不少患者就诊时已处于休克状态，但因脱水严重，体检时可无冷汗。部分患者虽有严重脱水，但因血浆的高渗状态促使细胞内液外出，补充了血容量，可能掩盖了失水的严重程度，而使血压仍然维持正常。

HHS患者中枢神经系统损害的症状非常突出，患者意识水平主要取决于血浆渗透压升高的程度。通常当患者的血浆有效渗透压超过320mOsm/L时，即可出现精神症状，如淡漠、嗜睡等，而当患者的血浆有效渗透压超过350mOsm/L时，可有定向力障碍、幻觉、上肢拍击样粗震颤、癫痫样抽搐、失语、偏盲、肢体瘫痪、昏迷及锥体束征阳性等表现。这些体征提示患者可能有因脱水、血液浓缩或血管栓塞而引起的大脑皮质或皮质下损害。经治疗后，上述神经系统症状体征多可完全恢复正常，但少数患者可能在HHS纠正后一段时间内仍遗留部分中枢神经系统损害表现。

HHS常由严重的并发疾病所诱发，如心肌梗死、脑卒中、败血症、肺炎或其他一些感染为HHS常见的诱因。另外，一些导致机体抵抗力下降的因素如脑卒中前或痴呆对HHS的发生发展有促进作用。

二、诊断

HHS的诊断并不困难，关键是要提高对本病的认识和警惕，及早发现，及时治疗。如发现中、老年患者有显著的精神障碍和严重的脱水，而无明显的深大呼吸，尤其是血压低而尿量多者，不论有无糖尿病史，均应考虑到发生本病的可能，并立即做相应实验室检查和辅助检查，包括血糖、血酮、血电解质、血尿素氮和肌酐、血气分析、尿糖、尿酮体、心电图等。

HHS的诊断依据如下。

（1）老年患者，血糖≥33.3mmol/L。

（2）有效血浆渗透压≥320mOsm/L。

（3）血清碳酸氢根≥15mmol/L或动脉血pH≥7.30。

（4）尿糖强阳性，血酮体阴性或弱阳性。

需要注意HHS有并发DKA或乳酸性酸中毒的可能性，因此诊断依据中的（1）（3）或（4）不符合时不能作为否定诊断的依据。但HHS患者均存在明显的高渗状态，如昏迷患者血浆有效渗透压低于320mOsm/L，应考虑到其他疾病引起昏迷的可能性。

三、治疗与药物应用

对患者需启动代谢、心、肾功能监护，并观察神经系统症状和体征变化。

血容量不足和高血糖是HHS和DKA的共同主要特征。因此，在这方面的治疗有共同的特点，而HHS基本上无酸中毒或甚轻微，DKA则酸中毒明显，因而HHS对胰岛素的需要量远较DKA为小。在HHS和DKA时，监测患者液体补液情况，实验室检查结果和胰岛素输注率至关重要。另外，应积极寻找和去除诱发因素。HHS患者由于病程长，液体丢失和脱水的情况较DKA更加显著。HHS患者通常年龄比较大，更容易发生精神状态的改变和伴发其他威胁生命的疾病。因此，即使予以及时治疗，HHS患者的病死率仍然比DKA要高（临床统计显示病死率可高达15%），故要特别强调预防、早期诊断和治疗。

（一）补液

HHS患者均有严重脱水，且失水程度多比酮症酸中毒严重，可达发病前体液的1/4或体重的1/8，但由于高血糖的扩容作用，其失水体征常不能充分反映失水的严重程度。此外，高渗状态引起的脑细胞脱水是威胁患者生命的主要原因，单纯补液即可使血糖每小时下降1.1mmol/L（20mg/dl），又可使血浆渗透压下降，减轻脑细胞水肿。因此，积极补液在治疗中至关重要，对预后起决定性作用。

对HHS患者而言，补液首选生理盐水，因生理盐水的渗透压为308mOsm/L，相对于HHS情况下的血浆高渗透压而言是低渗的。输注生理盐水能迅速有效地补充血容量，改善肾功能并降低血糖。如治疗前已有休克，可先补充生理盐水和适量胶体溶液，以尽快纠正休克。如无休克，经输注生理盐水1000~2000ml后，血浆渗透压仍＞350mOsm/L，血钠＞155mmol/L，可给一定量的低渗溶液（0.45%~0.6%），并在中心静脉压及血浆渗透压监测下调整补液量和补液速度，当渗透压降至330mOsm/L时，再改为等渗溶液。治疗过程中应注意，大量使用生理盐水可使患者的血钠和血氯升高，导致高氯血症。

5%葡萄糖液的渗透压为278mOsm/L，虽为等渗，但糖浓度约为正常血糖的50倍，5%葡萄糖盐水的渗透压为586mOsm/L。因此，在治疗早期两者均不适用，以免加剧高血糖、高血钠及高渗状态。当血糖降至13.9mmol/L（250mg/dl）时，可开始输入5%葡萄糖液并酌情加用胰岛素。

输液总量一般按患者原体重的10%~12%估算，补液速度应先快后慢，通常开始2h内输1000~2000ml，前12h给输液总量的1/2再加上当日尿量的液体量，其余在24h内输入。失水应在24~48h纠正。输液中要观察尿量、心功能、神经系统表现和体征变化，必要时监测中心静脉压。

补液途径为静脉输注和口服。昏迷者主要采取静脉途径；神志清醒者则采取静脉途径与口服相结合，口服可以减少输液量及速度，特别是对合并有心脏病患者有利。

（二）胰岛素治疗

与DKA的治疗一样，尽管最初的补液和容量扩张可以降低血糖，HHS患者仍需要胰岛素治疗，由于患者一般对胰岛素比DKA患者更敏感，通常所需胰岛素的剂量比酮症酸中毒时少。

目前多主张小剂量胰岛素治疗方案，即静脉滴入普通胰岛素0.1U/（kg·h），加入灭菌生理盐水中。对病情严重者，有人主张静脉滴注胰岛素之前，静脉推注20U计量的胰岛素。也可采用肌内注射，首次剂量为20U，以后每2h注射4~6U。相较于肌内注射胰岛素，静脉滴注胰岛素的优点为：

（1）血浆胰岛素水平更为平稳。

（2）消除每次肌内注射胰岛素剂量选择时的犹豫。

（3）消除肌内注射时胰岛素吸收的变异。

（4）减少低血糖发生危险。

在静脉滴注胰岛素时最好采用滴注泵以控制滴速。当血糖降至13.9mmol/L（250mg/dl），则将生理盐水换为5%葡萄糖液，同时将胰岛素剂量减为每小时2~3U。应当注意的是，血糖不宜下降过快，以每小时下降不超过5.6mmol/L为宜。血糖下降过快会导致脑细胞内液与细胞外液渗透压不平衡而引起脑水肿，因为脑细胞中糖下降慢。判断补液和胰岛素用量是否足够的指标为：

（1）血糖低于13.9mmol/L（250mg/dl）。

（2）尿量至少为每小时50ml。

（3）血浆渗透压低于320mOsm/L。

如果治疗后前4h内每小时血糖下降少于2mmol/L（36mg/dl），则应将胰岛素剂量增加50%~100%；相反，如果在前2个小时血糖下降超过5.6mmol/L，则应将胰岛素剂量减半。病人高渗状态已经解除，又能进食时，则可停止静脉输液，胰岛素改为餐前皮下注射或改为病前所用的口服降糖药。如果HHS纠正后，做OGTT试验证明无糖尿病，则无须按糖尿病治疗。

（三）补钾

HHS患者电解质紊乱严重，尤其是体内钾丢失明显，丢失5~10mmol/kg，总量可达400~1000mmol，因为高血糖引起渗透性利尿，使大量钾从尿中排除，但由于部分患者有酸中毒，使细胞内钾移向细胞外，同时由于失水使血液浓缩，患者治疗前血钾往往正常，但在输注生理盐水和使用胰岛素降糖的过程中可出现低钾血症。因此，只要患者血钾不高，尿量充足（尿量>50ml/h，或至少>30ml/h），治疗开始时即应补钾，可在1000ml生理盐水中加入10%氯化钾，每小时可输入钾10~15mEq（每天可补4~6g）；另外，应鼓励患者同时口服补钾。如果病人可口服，也可口服氯化钾或10%枸橼酸钾溶液，前者每天补4~6g，后者40~60ml。后者对胃肠道刺激少，易被病人接受。静脉补钾过程中需监测尿量、血钾和心电图，如患者肾功能不全，补钾时尤应注意。

（四）纠正酸碱失衡

一般仅有轻度酸中毒，经足量补液和胰岛素治疗后，酸中毒即可被纠正，无须使用碱性药物。合并有酮症酸中毒或乳酸酸中毒时，血pH<7.1时可考虑使用碱性药物。一般以4%~5%碳酸氢钠70~100ml稀释为1.25%浓度后静脉滴注，必要时6~8h重复给药。

（五）其他治疗

（1）预防脑水肿，避免补液过多、过快、使用低渗液体、降血糖过快和不适当补碱，预防脑水肿的发生。一旦发生需适当减少输液速度和减少胰岛素使用剂量，同时静脉给予脱水药甘露醇、呋塞米等，血压较低者可加用胶体液提高循环渗透压。

（2）合并DKA者，应按DKA治疗原则纠正酸中毒。

（3）昏迷患者，需加强护理，留置导尿管以观察尿量变化，并选用适当抗生素以预防和控制感染，密切观察患者病情变化。

（4）去除诱因，对感染、肾衰竭、心肌梗死、脑血管病变做相应处理。

第四节　乳酸性酸中毒

乳酸性酸中毒是由于各种原因导致组织缺氧，乳酸生成过多或由于肝的病变致使乳酸利用减少，清除障碍，血乳酸浓度明显升高引起。它是糖尿病的急性并发症之一，多发生于伴有全身性疾病或大量服用双胍类药物的患者。发病率不如糖尿病酮症酸中毒高，但病情凶险，病死率高，常在50%以上。

一、临床表现

本病可发生于糖尿病和非糖尿病患者，多发生于严重疾病或某些诱因的基础上。患者起病较急，临床表现视病情不同而异。除了原发病的症状、体征外，主要为代谢性酸中毒的表现。与糖尿病酮症酸中毒的表现有些类似，主要有深大呼吸（不伴酮臭味）、神志模糊、嗜睡、木僵、昏迷等症状，可伴有恶心、呕吐、腹痛。缺氧引起者有发绀、休克及原发病表现。药物引起者常有服药史及各种中毒表现。系统性疾病引起者除原发病症状外，以酸中毒为主。本病症状与体征可无特异性，轻症者临床表现不明显，可能仅表现为呼吸稍深快，常被原发或诱发疾病的症状所掩盖，应注意避免误诊或漏诊。

二、诊断

乳酸性酸中毒是糖尿病的急性并发症之一，其发生率低，病死率高，预后较差，因此早期的诊断对其治疗有着重要意义。对口服双胍类药物的糖尿病患者，如出现严重的酸中毒而血酮体无明显升高应考虑到本病的可能，如患者血乳酸＞5mmol/L，乳酸/丙酮酸＞30∶1，HCO_3＜10mmol/L，阴离子间隙＞18mmol/L，可诊断为糖尿病乳酸性酸中毒。

三、治疗

乳酸性酸中毒病死率高，治疗效果差，所以应以预防为主。因为双胍类药物可诱发乳酸性酸中毒，而肝肾功能不全者，药物在体内的代谢、降解、排泄减少，可导致双胍类药物在体内蓄积，引起乳酸性酸中毒，因此对于肝肾功能不全的患者应尽量避免使用双胍类药物，以免发生本症。一旦发生乳酸性酸中毒，应积极治疗，其治疗注意以下几点。

（一）病因治疗

积极寻找乳酸性酸中毒的诱因，停用双胍类药物，因胰岛素不足诱发者应采用胰岛素治疗。缺氧的患者应立即予以吸氧，休克者应积极补液扩容改善组织灌注，减少乳酸产生，促进利尿排酸。

密切监测患者的生命体征变化，及时检测血乳酸、血气分析、血糖和电解质。

（二）纠正酸中毒

目前主张给予小剂量$NaHC0_3$持续静脉滴注的方式，使HCO_3^-上升4~6mmol/L，维持在14~16mmol/L，动脉血pH高于7.2。而以往强调的大量$NaHC0_3$静脉滴注的方法多不主张采用，因为大剂量$NaHCO_3$可引起高血钠、高血渗透压，加重了容量负荷，血乳酸反而升高。这是因为碳酸氢钠静脉滴注后，CO_2产生增多，进入细胞使细胞内pH下降，加重细胞内酸中毒，可导致心肌收缩力减弱，心排血量减少，组织血氧灌注降低，无氧代谢加强，乳酸及氢离子产生增多，加重酸中毒，增加病死率。

第五节　低血糖症

低血糖症是由多种病因引起的血葡萄糖浓度过低所致的一组临床综合征。一般以成年人血浆血糖浓度（葡萄糖氧化酶法测定）<2.8mmol/L，或全血葡萄糖<2.5mmol/L为低血糖，儿童低血糖诊断标准比成年人值低1.11mmol/L，但是否出现临床症状，个体差异较大。低血糖症是糖尿病治疗过程中最常见，也是最重要的并发症。低血糖发作时可出现一系列交感神经兴奋和中枢神经系统功能紊乱的症状，如虚弱、多汗、心悸、震颤、饥饿感、注意力不集中、视力障碍、意识模糊，甚至抽搐、昏迷。持续性严重低血糖将导致不可逆性脑损害，甚至致死。

一、临床表现

低血糖症的临床表现为：多数人感到无力，难以支持，通常都会出现交感神经兴奋症状和中枢神经系统症状表现。

交感神经兴奋症状：手抖、出冷汗、心悸、饥饿感及烦躁不安等。然而，当糖尿病并发自主神经功能障碍时，这些表现并不明显，或者比较迟钝。

中枢神经症状：头痛、头昏、视物模糊，有时定向力障碍、无欲状、嗜睡，严重时陷入昏迷或癫痫发作。

糖尿病患者的低血糖发生隐袭，甚至难以觉察。脆性糖尿病患者容易突然发作，多数呈急性经过。老年性低血糖临床表现常常不典型，应细心检查方可发现。

低血糖的病因很多，据统计多达100种疾病，近年来仍发现有其他病因。一般分为以下3类。

1.器质性低血糖

胰岛和胰外原发病变，胰岛素、C肽或胰岛素样物质分泌过多所致。

2.功能性低血糖

无原发性病变，由营养或药物因素等导致。

3.反应性低血糖

反应性低血糖指患者多有自主神经功能紊乱，迷走神经兴奋，使得胰岛素分泌相应增多，出现低血糖的表现。

在低血糖致死的10314例尸检中证实44例（0.4%）为胰岛素瘤。正常人血糖受多因素调控，如中枢神经系统、内分泌腺、肝脏、胃肠、营养以及运动等。升糖激素有胰高糖素、肾上腺素、肾上腺皮质激素、生长激素、甲状腺素及一些胃肠激素等。降糖激素仅有胰岛素及C肽。血糖的升降还可受很多生理因素的影响，如禁食48~72h、剧烈运动、饮酒、哺乳可致低血糖，新生儿及老年人血糖往往偏低等。低血糖也可由长期糖摄取不足或吸收不良引起。肝糖原储备减少，肝糖原分解减少，促进血糖升高的激素不足，胰岛素与C肽或其他降糖物质增多，组织消耗血糖过多，以及一些中毒因素如水杨酸和蘑菇中毒等皆可诱发低血糖综合征。低血糖症不是疾病诊断的本质，它是糖代谢紊乱的一个标志。

二、分类

凡确系血糖水平低于正常范围内者，可诊断为低血糖症。但其病因的诊断则比较困难而且较为复杂，常见的低血糖症分为：

（1）空腹（禁食性）低血糖症。

（2）餐后（反应性）低血糖症。

（3）药物（诱导性）低血糖症。

（一）空腹低血糖症

1.胰岛素分泌过多

（1）胰岛疾病：胰岛B细胞增生、腺瘤及癌瘤，如胰岛母细胞瘤，功能性B细胞分泌缺陷，潜伏期糖尿病，家族性多发性内分泌腺瘤（包括胰岛素瘤、垂体瘤及甲状旁腺腺瘤等）。

临床表现有：

①肾上腺交感神经兴奋的症状。焦虑、震颤、心悸和饥饿等，这些症状常是低血糖的警示信号。

②血流动力学的改变。心动过速，脉压增大。心电图ST段下移，T波低平及Q–T间期延长和节律失常，异位性房性或室性心律失常。

③各种并发症症状：心绞痛发作、心肌梗死、加重视网膜病变等。

④低体温，这种情况在乙醇诱发的低血糖中特别明显。

⑤末梢循环衰竭、休克、死亡。

（2）胰外恶性肿瘤：最常见是源于间皮的巨大肿瘤，包括纤维瘤、肉瘤，其次是胃肠道恶性肿瘤，偶见于肾癌、肺癌等。这些肿瘤诱发低血糖的机制还不清楚，可能与肿瘤细胞产生高浓度的类胰岛素样生长因子（IGF）和过多的葡萄糖摄取有关。

（3）胰岛素自身免疫综合征：由于自身免疫、自身抗体作用而引起的低血糖症。

2.拮抗胰岛素的激素分泌过少

垂体前叶功能低下（生长激素缺乏、促肾上腺皮质激素缺乏、促甲状腺激素缺乏）、甲状腺功能低下、肾上腺皮质功能低下、胰岛A细胞损伤致胰高血糖素缺乏。

3.肝源性

（1）严重肝病：肝组织弥漫性严重破坏，可引起肝糖原储备严重不足，糖异生能力减弱。

（2）肝细胞酶系功能异常或不足，如糖原贮积症、糖原合成酶缺乏等。

4.葡萄糖供应不足、消耗过多

长期饥饿、剧烈运动、厌食、严重呕吐、腹泻、大量的肾性糖尿等。

5.中枢神经系统疾病

产伤、发育障碍与迟缓、脑核性黄疸、交通性脑积水、下丘脑与脑干病变、脑发育不全等均可致低血糖。

（二）餐后低血糖症

1.营养性（又称滋养性）低血糖症

（1）胃大部切除后、消化性溃疡病、急性胃肠炎、慢性胃肠炎、十二指肠炎引发低血糖症。

（2）胃肠运动功能异常综合征、消化系统肿瘤等引发低血糖。

（3）小肠吸收不良综合征、克罗恩病、慢性腹泻与吸收不良和消耗过多、饥饿性营养不良及禁食等均可引起低血糖。

2.特发性（功能性）低血糖症

3.先天性酶缺乏

半乳糖血症、果糖耐受不良症、亮氨酸敏感症等。

4.其他原因

糖尿病早期，大量饮酒及摄入荔枝后，这些物质能抑制糖原分解而产生低血糖。

（三）药源性

（1）胰岛素剂量过多。

（2）口服降糖药物：服用过多如磺脲类药物等。

（3）其他药物：乙醇、水杨酸、抗组胺制药、单胺氧化酶抑制药、普萘洛尔（心得安）等，这些药物或促进胰岛素释放，抑制高血糖素的分泌和释放；或延长加强降糖药的作用，减少糖原异生和分解而引起低血糖。

三、诊断检查

（一）实验室检查

（1）血糖<2.8mmol/L即可诊断低血糖。

（2）血、尿酮体检查血中酮体增高，尿中酮体阳性提示脂肪分解代谢增强，出现饥饿性酮症。

（3）检测血胰岛素、C肽水平，计算胰岛素释放指数（空腹血胰岛素/空腹血糖）。

（4）饥饿试验：禁食12~72h是否诱发低血糖。

（5）延长OGTT：糖耐量试验延长至4~5h，可助于诊断餐后低血糖症。

（6）胰岛素释放抑制试验：

①鉴别无症状性低血糖症。

②鉴别不稳定性或边缘性高胰岛素血症。

（二）CT

怀疑胰岛素瘤的患者，可做腹部CT，特别是胰腺CT。

（三）低血糖症的诊断

（1）确诊有低血糖症。

（2）明确低血糖症的病因。

四、治疗与药物应用

（一）紧急治疗

1.自救

一旦患者确认出现低血糖的症状，应立即进食含20~30g糖类的食物或口服糖水，而不必于每次发作时均做血糖检测，进食量过多可致发作后高血糖。在不能确认低血糖时应自做快速血糖检测，或去附近医院急诊。若患者低血糖严重而不能自救时，应由亲友帮助进服糖或富糖食物，丧失吞咽功能而备有胰高血糖素者可由亲友注射1mg胰高血糖素。若自救未能好转，或低血糖严重有神志不清、抽搐、胸痛、低血压等症状，均应送医院急诊救治。

2.院内抢救

（1）补充葡萄糖：凡可疑低血糖症患者在留取标本和（或）快速血糖测定后均应立即补充葡萄糖，若低血糖症状迅速缓解或昏迷者神志转清醒，均是低血糖症的有力佐证。通常用50%葡萄糖40ml静脉注射。为防止低血糖再发，需继续静脉滴注10%葡萄糖液维持。氯磺丙脲或格列本脲所致低血糖，补糖至少持续2~3d。

（2）皮下注射胰高血糖素：静脉注射困难者应立即肌内或皮下注射胰高血糖素1mg（儿童15μg/kg），此后再设法建立静脉通路，通常胰高血糖素注射后10~15min可见血糖浓度上升，升糖作用持续1~2h。

（二）缓解期治疗

低血糖纠正后要及时治疗各种可能出现的并发症。调整胰岛素或口服降糖药剂量。祛除诱因，防止低血糖再发。

（三）病因治疗

1.胰岛素瘤

外科手术仍为最有效的治疗方法。对无法手术的癌肿患者，可选择化疗，但疗效并不理想。

2.肾上腺皮质功能减退

用激素替代治疗，常用氢化可的松100mg静脉点滴，能快速有效地恢复正常血糖水平。

3.反应性低血糖症

选择含低糖类及高蛋白的食物，并注意少量多餐的进食方法；果胶可减轻胃手术后反应性低血糖。可用普鲁本辛15mg，3/d口服。

4.酒精性低血糖症

严禁酗酒。静脉滴注葡萄糖液后尚未能迅速恢复者，可加用氢化可的松100~300mg，静脉滴注。

（四）低血糖昏迷的急救措施

迅速补充葡萄糖，这是决定预后的关键。及时补糖将使症状完全缓解，延误治疗则出现不可逆的脑损害。给予50%葡萄糖液40~100ml静脉推注，根据患者临床症状改善情况，可重复注射，而后可给予10%葡萄糖液250~500ml静脉滴注，仍然不清醒的患者，可给予氢化可的松100mg静脉滴注，抑制胰岛素的分泌，嘱咐患者留院进一步观察病情。

第四章　甲状腺疾病

第一节　甲状腺功能亢进症

一、病因及发病机制

甲状腺功能亢进症（简称甲亢）是由于甲状腺激素分泌过多所引起的综合征，可由许多疾病引起。根据常见的和非常见的疾病，将引起甲状腺功能亢进症的疾病总结如下。

（一）常见疾病

（1）弥漫性毒性甲状腺肿，又称格雷夫斯病。
（2）多结节性毒性甲状腺肿。
（3）甲状腺腺瘤伴甲亢。
（4）自主性高功能甲状腺结节。
（5）甲状腺炎（包括亚急性）。
（6）甲状腺炎、产后甲状腺炎、慢性淋巴性甲状腺炎。
（7）医源性甲亢（甲状腺素过量）。

（二）非常见疾病

（1）新生儿甲亢。
（2）碘甲亢。
（3）垂体性甲亢。
（4）卵巢甲状腺肿伴甲亢。
（5）垂体促甲状腺激素（TSH）瘤。
（6）选择性垂体不敏感综合多发性多内分泌腺自身免疫综合征。
（7）异位促甲状腺激素综合征或异位人绒毛膜促性腺激素（HCG）综合征。

（8）药物所致的甲亢如干扰素和放射性^{131}I治疗甲亢时所致的甲亢等。

临床上引起甲亢的疾病中以格雷夫斯病最为常见，约占所有甲状腺功能亢进症的85%，其次为亚急性甲状腺炎、慢性淋巴性甲状腺炎、多结节毒性甲状腺肿和自主高功能性结节。

二、临床表现

不管上述何种疾病引起的甲亢，尽管临床表现和甲亢严重程度及持续时间有所不同，均具有下列甲亢症候群。以下是格雷夫斯甲亢典型的临床表现。

（一）甲状腺素过多症状

多食善饮、怕热多汗、心动过速、体重减轻、烦躁不安、大便次数增多、失眠、手抖。女性发病多于男性，年轻者症状典型，老年人则不典型而易导致误诊。

（二）甲状腺肿大

大约50%的患者有甲状腺肿大，两侧对称，肿大程度个体间差异大；老年人甲状腺不肿大者比年轻患者多。严重者于肿大的甲状腺部位可听到收缩期吹风性杂音，少数患者可听到收缩期与舒张期连续性吹风样杂音，触觉震颤可有可无。亚急性甲状腺炎、毒性腺瘤和自主高功能结节患者，可扪及甲状腺结节，亚急性甲状腺炎甲状腺结节有明显触痛。

（三）突眼

约50%的格雷夫斯患者有不同程度的突眼，少数慢性淋巴性甲状腺炎也可有突眼，其余疾病引起的甲亢均无突眼。突眼有非浸润性和浸润性两种，以前者居多。非浸润性突眼最常见表现为眼裂增大、上眼睑肿胀后缩、甲亢眼征部分或全部呈阳性；浸润性突眼常有眼球胀痛、畏光流泪、结膜充血水肿、突眼计测量突眼度在19mm以上，严重者有睑闭不合、复视、角膜炎和溃疡、眼球脱垂、视神经炎。

（四）其他临床表现

颈动脉转动增强，脉压增大，因此有的患者有水冲脉和枪击音。第一心音常亢进，心尖区或心前区可闻及收缩期杂音（Ⅱ～Ⅲ级），少数患者有期前收缩或心房纤颤（多见于久病不治或老年患者）。

三、辅助检查

实验室检查除三碘甲状腺原氨酸（T_3）型和甲状腺素（T_4）型外，其余疾病引起的甲亢总三碘甲腺原氨酸（TT_3）、总甲状腺素（TT_4）、游离三碘甲腺原氨酸（FT_3）、游离甲状腺素（FT_4）均升高；除选择性垂体甲状腺素不敏感综合征外，TSH均明显降低。其余实验室检查应根据引起甲亢的疾病而选择，以确诊病因。

四、治疗与药物应用

甲亢最常见的病因为格雷夫斯病（graves disease，GD），治疗只着重讲GD治疗及特殊类型甲亢的治疗和存在并发症甲亢的治疗。

（一）GD治疗

临床常用治疗方法包括药物治疗、放射性碘^{131}I治疗、手术治疗及其他治疗，现分述于下。

1.药物治疗

药物治疗主要有两大类：一类为硫氧嘧啶类；另一类为咪唑类。硫氧嘧啶类有丙硫氧嘧啶和甲硫氧嘧啶等，咪唑类有甲巯咪唑和卡比马唑等。

（1）作用机制：①通过抑制甲状腺中的过氧化物酶，使原素碘不能有机化，从而阻止甲状腺激素的合成；②调节免疫功能。但两类药物的作用也有不同之处：甲巯咪唑作用比硫脲类强，排泄慢。这可由两药每天一次给药效果得到证实。甲巯咪唑每天口服15mg的疗效比每天服150mg丙硫氧嘧啶疗效好，甲巯咪唑作用效力为丙硫氧嘧啶的10倍，两药临床使用剂量比也是1∶10。

（2）剂量与治疗时间：两类药物在治疗GD中的剂量调整分三个阶段。

①初始剂量，即开始时用充足剂量。以丙硫氧嘧啶为例，开始剂量对一般GD患者而言为100mg，分3次口服；重度患者可用每天400mg。

②逐步减量期，当患者症状明显好转，T_3和T_4已降至正常时，即可开始减量。第一次可减少100mg，此后则每1～2个月复查T_3、T_4一次，如果继续维持在正常，则每次减50mg。

③维持期，即每天服50mg或25mg。总服药期为1～1.5年，停药指征为甲亢症状消失，T_3、T_4正常，用超高敏所测TSH结果连续两次（时间间隔3个月）均正常，或测促甲状腺激素受体抗体（TRAb）正常，可以停用抗甲亢药物。停药后应随访一年。在服药期间，应密切观察药物不良反应。

（3）常见不良反应：白细胞减少、过敏反应、肝功能损害、脱发等，故应定期检查血常规和肝功能，当白细胞减少到4.0×10^9/L以下时，可加用维生素B_4和鲨肝醇，或用泼尼松20～30mg，隔日早餐前顿服，待白细胞升至正常后，再逐渐减量。应当强调的是，服药必须坚持，中间不能间断。

2.放射性碘（^{131}I）治疗

20世纪70年代后，国外用^{131}I治疗GD已广泛应用于临床。^{131}I治疗GD的机制是甲状腺能摄取和浓聚^{131}I，^{131}I在甲状腺内释放出β射线破坏甲状腺滤泡细胞，使甲状腺激素合成减少而达到治疗的目的。此方法疗效肯定，方法简单，无严重的不良反应。国内和国外临床应用广泛程度不一。

（1）适应证：①抗甲亢药物不能治疗的甲亢；②甲状腺中度肿大；③不能耐受药物治疗，如对药物有过敏反应和白细胞减少；④不能耐受手术治疗，如有较重心、肝、肺、肾疾病的老年甲亢患者。本方法也有禁忌证，包括儿童、妊娠和哺乳期妇女，严重浸润性突眼及胸骨后甲状腺肿等。

（2）剂量：^{131}I口服剂量根据甲状腺重量计算。根据甲状腺扫描（包括正侧位）所测得的三个椭圆形公式计算可得知甲状腺容积，乘以一个常数（此常数在不同国家和地区为0.23～0.316），即可得到甲状腺重量。一般每克甲状腺组织给予^{131}I 60～80MBq。一般一次口服，如果甲状腺肿和计算出来的^{131}I剂量较大，则可分两次服药。^{131}I剂量也可用下列公式计算：^{131}I剂量活性＝甲状腺容积（mL）×22.4（日×MBq）×100［半衰期（天）×24小时^{131}I摄碘率%］。

^{131}I治疗剂量在用以治疗毒性多结节性甲状腺肿者比治疗GD患者大；小的单个自主功能亢进性腺瘤也可用^{131}I治疗，而且对正常甲状腺组织无损伤。剂量根据腺瘤的大小来选择。

（3）不良反应：

①服药后1周内有暂时性放射性甲状腺炎，一般不需治疗。

②服药前，如果甲亢未控制好，在服药后可有甲亢症状加重（因为服^{131}I前要停用甲亢药物至少3天），可根据甲亢症状的轻重给予普萘洛尔或抗甲亢药物或碳酸锂，症状好转后即停服。服^{131}I后甲亢症状会逐渐缓解，半年内症状完全消失，甲状腺明显缩小。如果未完全缓解需第二次服^{131}I治疗者，应在第一次服药后半年到1年才能进行。

③最常见的不良反应为甲状腺功能减退，且随服^{131}I后时间的延长而增加。引起甲状腺功能减退的机制有：a.^{131}I剂量过大；b.个体对^{131}I治疗的敏感性不同；c.^{131}I治疗诱发甲状腺自身抗体的产生在先口服^{131}I前血清甲状腺自身抗体升高者。口服^{131}I后发生甲状腺功能减退的危险因素有：a.格雷夫斯病并单个结节性甲肿者；b.治前血清中有甲状腺自身抗体者；c.治疗前用过抗甲亢药物者；d.剂量比较大者。

3.手术治疗

自从用^{131}I治疗GD后，用手术治疗GD者已大大减少。手术治疗适用于：①药物治疗失败、甲状腺肿达Ⅲ度而不愿接受^{131}I治疗者；②胸骨后甲状腺肿；③^{131}I治疗失败，甲状腺肿大Ⅲ度而有甲亢复发者；④毒性甲状腺瘤瘤体较大者；⑤胸骨后甲状腺肿伴甲亢。

大多数GD患者术后可获治愈，少数患者有术后甲亢复发、喉返神经损伤、甲状旁腺功能减退和甲状腺功能减退症等。

4.其他治疗

文献中有报道采用介入栓塞治疗甲状腺功能亢进症。具体方法为：经颈动脉插管，在X线机监视导引下，将导管超选择进入颈内动脉起始部造影，根据供血情况将导管送入甲状腺上动脉和下动脉，将供血最大的1～2支动脉进行栓塞。即经导管用5mL注射器将聚乙烯微球褐藻胶微球、吸收性明胶海绵或弹簧圈等混于造影剂中缓慢注入，以避免栓塞剂反流误栓脑血管。要密切观察末梢血管显示情况和手推注射器的阻力，而达到彻底栓塞的目的，然后移撤导管。在更换导管后再行对侧甲状腺动脉造影和栓塞。术前和术后1周和1、6、12、24、36、48、60个月抽血测T_3、T_4水平，同时观察心率、颈围、甲状腺体积及症状变化。此种治疗方法为有创性治疗，且治愈率仅为81.4%。因此，难于推广和被患者接受。

（二）特殊类型的GD治疗

1.甲亢危象

此种类型的GD临床上已很少见，多见于年老的GD患者，在某种诱因存在的情况下而诱发。症状严重，病死率高。治疗措施包括：①口服较大剂量的丙硫氧嘧啶，首剂600mg，之后200mg、3次/天以抑制甲状腺激素合成；②静脉滴注碘化钠1g加入5%葡萄糖注射液中，维持12～24小时，或口服复方碘溶液，每次15滴，3次/天，以抑制甲状腺素的释放；③静脉滴注氢化可的松，100mg加入5%葡萄糖注射液中或相当剂量的地塞米松以减轻甲状腺激素过多的毒性和抑制T_4在周围组织中转变为T_3；④β肾上腺素能阻滞剂，口服普萘洛尔30～40mg，一方面减慢心率，另一方面可抑制T_4在周围组织中转变为T_3；⑤选用适当抗生素以预防或治疗感染；⑥对症治疗，针对并发症如休克、心力衰竭、高热和水电解质紊乱进行治疗；⑦严密观察病情变化，加强护理。

2.浸润性突眼

目前尚无特殊治疗方法，此种类型GD有自限性。治疗措施包括全身用药和局部用药。全身用药有免疫调节剂。常用的药物为泼尼松口服。可每天分次给药，剂量30～60mg，分3次服；也可隔日早晨顿服30～60mg；严重浸润性突眼者可脉冲性静脉滴注甲泼尼龙每天500～1000mg，连续冲击5天，然后改为口服60mg/d。治疗应维持3个月到半年，有的患者甚至用1～2年。浸润性突眼者即使有甲亢也很轻，较多患者甲状腺功能完全正常。有甲亢者宜用小剂量甲巯咪唑，每天5mg，同时用12.5mg优甲乐，以防发生甲状腺功能减退，甲状腺功能减退可使浸润性突眼症状加重。其他可选用的免疫调节剂有环磷酰胺、硫唑嘌呤和环孢素等。这些药物都是抗癌药，不良反应均较大，用时应严密监测其不良反应。球后浅度X线照射或地塞米松也有取得较好疗效的报道。

有眼睑或眶周水肿者宜少盐饮食，晚上睡高枕，白天口服氢氯噻嗪25mg和螺内酯20mg，3次/天。局部用药可用泼尼松龙滴眼液滴眼，3次/天，久用应监测眼压；有眼睑闭合不全和角膜溃疡者，晚上睡前用四环素眼膏涂眼，后者白天还应滴氧氟沙星、氯霉素或其他抗生素滴眼液，睡时戴眼罩，有畏光流泪者外出时应戴墨镜以避免强太阳光刺激，对上述保守治疗无效时可做眼眶减压术。眼球完全脱垂者唯一治疗只能将患眼手术摘除。

3.胫骨前局限性黏液性水肿

虽然好发部位在小腿胫骨前皮肤，但其他部位（如颈、肩）及手术切口部位也可发生。常与浸润性突眼同时存在，男性多于女性，目前无特效治疗方法。可用泼尼松龙做病变周围皮肤皮下浸润注射，或用地塞米松软膏或霜或其他含糖皮质激素的软膏涂于消毒纱布上盖敷于病变处并固定。切忌外伤使病变溃损，感染后伤口难于愈合。

4.GD合并妊娠

GD患者如甲亢未控制者不易妊娠，妊娠后易流产。一般而言，甲亢患者妊娠后，因免疫调节功能的改变，甲亢症状有不同程度的缓解，但不会痊愈。故妊娠后有甲亢症状者均应服用抗甲亢药物治疗，在分娩前将甲亢症状完全控制，直到FT_3和FT_4正常。首选药物T_1期（1～3个月）为丙硫氧嘧啶，因此药通过胎盘进入胎儿体内少。孕中、晚期患者推荐使用甲巯咪唑。患者应在内分泌科和妇产科医师监控下妊娠，每2周至1个月复查FT_4，维持其轻度高于非妊娠成年人参考值上限水平。一般而言，抗甲亢药物无致畸作用，但目前已有甲巯咪唑致胎儿皮肤发育不良和胚胎病的报告。分娩后如甲亢需继续服抗甲亢药物者，首选甲巯咪唑，丙硫氧嘧啶为二线用药。

5.GD并发低钾性麻痹

急性发作者，10%氯化钾10mL加入生理盐水中静脉滴注可很快得到缓解。但在甲亢未获控制时可以再发，此时可口服氯化钾或氧化钾缓释片或10%枸橼酸钾溶液，或同时服普萘洛尔10mg，3次/天。一旦甲亢得到控制可自行消失。

6.甲亢性心脏病

年老GD患者可主诉为心悸，心电图呈现心房纤颤而导致误诊。久未得到控制的GD患者，在某些因素诱发下也可并发心力衰竭。心力衰竭的治疗与其他心脏病引起的心力衰竭治疗相同，但在甲亢未控制前对常规心力衰竭的治疗反应差，以利尿剂为主，洋地黄制剂为辅。应积极控制甲亢症状。甲亢心衰患者，β受体阻滞剂应慎用，因此类药物可加重心力衰竭。对只有心房纤颤而无心力衰竭的患者，同样应积极控制。初发者多为阵发性，此种情况在甲亢控制后可随之消失，对持久性长期心房纤颤的甲亢患者，可用选择性只作用于心脏的β受体阻滞剂以减慢心率，同时服用肠溶阿司匹林或华法林以防血栓栓塞。

第二节 甲状腺功能减退症

一、病因及发病机制

甲状腺功能减退症（简称甲减）是由于甲状腺激素合成、分泌或作用减低所引起的一组综合征，有许多疾病可引起，包括先天性和后天性疾病。按照疾病发生的部位，可分为原发性、继发性和激素作用抵抗性。继发性又分为垂体性和下丘脑性。现将各部位引起的甲状腺功能减退症的疾病总结如下。

（一）甲状腺

（1）先天性原因：甲状腺不发育、异位甲状腺，合成甲状腺素的酶缺乏（包括钠/碘同转运蛋白、过氧化物酶、碘化酶、偶联酶、脱碘酶缺乏），甲状腺素不敏感综合征等，缺碘母亲所生婴儿，甲状腺球蛋白基因突变。

（2）后天性原因：慢性淋巴性甲状腺炎，亚急性甲状腺炎，产后甲状腺炎，硬化性甲状腺炎，放射性^{131}I治疗后，颈部外放疗后，甲状腺手术切除术后（全切或次全切除），甲状腺舌骨囊肿术后，药物性（地方性缺碘所致克汀病，抗甲状腺药物、碳酸锂、干扰素、磺胺类药、对氨基水杨酸钠、硫氰酸盐、过氯酸盐和保泰松、碘摄入过多等）。

（二）垂体

（1）先天性原因：垂体促甲状腺激素（TSH）受体突变、TSH β 亚单位基因突变。

（2）继发性原因：席汉病或综合征，垂体本身或邻近组织肿瘤，淋巴性垂体炎，垂体放疗或γ刀治疗后，垂体邻近组织术后等。

（三）下丘脑

促甲状腺激素释放激素（TRH）受体基因突变，下丘脑肿瘤、炎症、肉芽肿性病变，颅内肿瘤放疗后。

上述病因中以原发性甲状腺性甲减最为常见，其中最常见的疾病为慢性淋巴性甲状腺炎，^{131}I和抗甲状腺药物治疗后。

二、临床表现

临床特征因原发性疾病的不同而异，各种病因引起的甲减也有一些共同症状。由于甲状腺激素作用于全身各个系统，因此各个系统均可有临床表现。

（1）低代谢症群：怕冷、乏力易倦、行动徐缓、出汗少和体温偏低。

（2）皮肤及附件：皮肤开始呈非凹陷性，久之也可呈凹陷性。由于黏液性水肿，体重增加，但进食少，脸白虚肿、苍白；头发干枯缺乏光泽，易脱落，眉毛外1/3稀少。口唇周围、手足掌因有胡萝卜素沉着而呈黄色。

（3）五官：上眼睑水肿下垂，听力减退，舌大，声音粗糙，睡眠时打鼾，语言謇涩和吐字不清。

（4）消化系统：食欲缺乏，食后腹胀，便秘等。

（5）神经精神系统：嗜睡，注意力不集中，记忆力减退，寡言少语，呆小病，有智力障碍。

（6）肌肉与关节：肌肉软弱无力，肌腱反射恢复期延迟，可有假性肌肥大。

（7）循环系统：心动过缓，心音低弱，由于肌张力差及心肌黏液性水肿，加上可有心包积液而有心界扩大，心电图常有低电压、ST段和T波改变。

（8）血液系统：由缺铁和维生素B_{12}及骨髓造血障碍所致各种常见类型的贫血。脸部贫血程度常比估计的贫血为重。

（9）内分泌系统：女性常有月经量多，男女性欲减退、生育能力减低。

（10）严重甲减而未得到及时治疗，再加上某些诱因可发展为黏液性水肿昏迷。临床突出表现为意识模糊或昏迷、低温（<35℃）、脉缓而弱、血压下降、呼吸浅慢、肌肉松弛和反射消失等。

（11）甲状腺大小因病因不同可正常或肿大。

三、辅助检查

典型的甲减者甲状腺素（T_4）减低，TSH升高，三碘甲状腺原氨酸（T_3）一般正常，严重者也减低。亚临床甲减时T_4正常，只有TSH增高；选择性甲状腺素不敏感综合征，T_4升高，TSH正常，诊断靠甲状腺激素受体数目及亲和力测定。病因诊断靠分子生物学检查；TRH不敏感综合征，T_4低，TSH正常、TSH对TRH无反应；TSH不敏感综合征，T_4正常，TSH可正常、减低或轻度升高，主要特征为甲状腺增生低下。

其他实验室检查均无特异性，如各种类型贫血（大细胞高色素、小细胞低色素和正常细胞正常色素）、血脂异常［为胆固醇和（或）三酰甘油增高］、肌酶（如肌酸磷酸激酶、乳酸脱氢酶和谷草转氨酶）升高、同型半胱氨酸升高。

严重的甲状腺功能减退症患者X线检查显示有心影增大、心包积液和胸腔积液，腹部B超可有腹腔积液。

TRH兴奋试验有助于病变定位诊断：甲状腺性甲减，注射TRH500μg后TSH有过分反应；垂体和下丘脑性甲减者，基础TSH均低，静脉注射TRH后，垂体性甲减TSH无升高反应；下丘脑性甲减为延迟升高反应。甲状腺素、促甲状腺素和促甲状腺素释放激素不敏感综合征确诊有赖于分子生物检查。

四、治疗与药物应用

甲减的治疗包括病因治疗、替代治疗和并发症的治疗。

（一）病因治疗

凡病因清楚而又能治愈的甲减，应针对病因进行治疗。

1.呆小病的治疗

呆小病又名克汀病，其病因是母亲缺碘，出生后又未补充碘。因碘是合成甲状腺激素的必需原料，从而引起甲减。此病应着重预防，即消灭碘缺乏。我国在20世纪90年代后期，在全国推广碘化盐后，由于碘缺乏而引起克汀病已很少见。但在缺碘地区，对新生儿应进行甲减的筛查，以便早期发现后得到及时治疗。治疗包括补充碘剂和小剂量左甲状腺素片。

2.先天性甲减的治疗

先天性甲减最常见的病因为：①先天性无甲状腺；②异位甲状腺；③甲状腺激素合成所需酶有先天性缺乏。这些新生儿出生时无任何体征，如不进行筛查则难以发现，如不治疗则引起智力严重低下。一旦确诊应补充左甲状腺素片，其剂量取决于病因、甲减严重程度，可根据所测总T_4和TSH来判断。一般以先天性无甲状腺最为严重，异位甲状腺次之，先天性合成甲状腺激素所需酶缺乏则因所缺乏酶的不同，完全或部分缺乏的不同而甲减严重程度不同。有两种情况应注意：①新生儿假性甲减，新生儿在出生后有生理性TSH升高，同时使T_3和T_4发生动力学方面改变，故先天性甲减的筛查应在出生后1周后进行；②母亲在妊娠或妊娠后患甲亢，服用了过量的抗甲状腺药物，其所生新生儿可发生暂时甲减。如果由于TSH受体抗体通过胎盘而达到胎儿体内引起者，一般在生后3个月内可以消失；由服用过量抗甲状腺药物引起者，甲减消失更快。前述两种情况不必治疗。但对不能确定者，宁可先补充小剂量左甲状腺素片。

3.暂时性甲减的治疗

在亚急性甲状腺炎、产后甲状腺炎、抗甲状腺药物治疗甲亢过量和一些其他药物如干扰素、碳酸锂、慢性淋巴性甲状腺炎患者服用了抗甲亢药物或碘剂所引起的甲减，可不必补充左甲状腺素片，只需停药观察，一般在停药后会自发恢复正常甲状腺功能。但干扰素使用前有抗过氧化物酶自身抗体阳性者，可诱发永久性甲减，对此种患者应补充甲状腺素片。

（二）替代治疗

对病因不能去除的甲减则用替代治疗，即口服左甲状腺素片，使血清T_3、T_4及TSH恢复正常范围。治疗应维持终身。

除左甲状腺素片外，还有三碘甲状腺原氨酸和甲状腺片。前者因其半衰期短；后者因其是由动物甲状腺所制成，且其中除T_3和T_4外，还含有一碘、二碘甲状腺酪氨酸和甲状腺球蛋白，所含T_3和T_4量极不恒定，故在临床上前述两种甲状腺素制剂不用作甲减的长期替代治疗药物。

左甲状腺素片剂量应根据患者年龄、甲减严重程度不同和甲减的病因而个别化。原则上剂量先从小剂量开始，如12.5～25mg，1次/天；每2周或1个月根据复查T_3、T_4和TSH结果以调整剂量。每次增加12.5～25mg，特别对年老甲减患者，更应从小剂量开始，原因如下：①不管是亚临床或显性甲减均易有高胆固醇血症，易并发动脉粥样硬化，如开始即用较大剂量的甲状腺素可诱发心绞痛，甚至心肌梗死。②老年人除甲减外，通常有其他心血管疾病。③年龄在85岁以上，即使有轻度甲减，用甲状腺素使甲状腺功能恢复正常反而有害，特别是只有亚临床甲减者。

只有患选择性周围型甲状腺素不敏感综合征需用较大剂量的甲状腺素，才能使甲减症状得到改善。

在没有左甲状腺素的情况下，目前在我国基层医疗单位仍沿用甲状腺片。关于左甲状腺素片，三碘甲状腺原氨酸和甲状腺片剂量与效价比为：左甲状腺素片（mg）：三碘甲状腺原氨酸（mg）：甲状腺片（mg）＝100：50：60。这三种药物用量过大可引起甲亢症状。

（三）黏液性水肿昏迷治疗

黏液性水肿昏迷多发生于严重甲减而未获治疗或加上某些诱发因素而引起。常见诱发因素有全身感染、寒冷、严重应激等，病死率高，应积极抢救。抢救措施如下：①静脉推注左甲状腺素或三碘甲状腺原氨酸。有学者推荐左甲状腺素，首次剂量100～300μg，以后每6小时50μg，直到患者意识恢复。意识恢复后即可改为口服。如果患者原有心脏病，则剂量减少到前述剂量的1/5～1/4。②静脉滴注氢化可的松，每6小时50～100mg，待意识清醒和血压稳定后即开始减量。③输氧。④保温，切忌急剧升温。⑤补液，每天500～1000mL，过量补液可增加心脏负担。⑥选择适当抗生素以预防感染。⑦去除诱发因素。⑧对症治疗，如抗休克、纠正低钠血症、纠正贫血等。⑨加强监测及护理。

第三节 Graves病

Graves病（GD）、甲状腺功能亢进症（甲亢）和甲状腺毒症是涉及范围不同、互为因果关系的3个定义。虽然经常被替换使用，但是三者含义不同。甲状腺毒症是因血循环中甲状腺激素（Thyroid Hormone，TH）过多，引起的以代谢亢进和神经、循环、消化等系统兴奋性增高为主要表现的临床综合征。无论血液中甲状腺激素升高是什么原因所致，是来自外源还是内源，是甲状腺自身产生增加还是甲状腺被破坏释放入血增多；无论血液中的TH是单一（T_3或T_4）升高还是两者都升高，都可以诊断为甲状腺毒症。引起甲状腺毒症的病因见表4-1。

表4-1 甲状腺毒症的病因

甲状腺毒症的病因
甲状腺激素合成增多
甲状腺功能亢进症
弥漫性毒性甲状腺肿（Graves病）
毒性甲状腺腺瘤（Plummer病）
毒性多结节性甲状腺肿和自主性高功能甲状腺结节
桥本甲亢
滤泡状甲状腺癌伴甲亢
HCG相关性甲亢（绒毛膜癌、葡萄胎、侵蚀性葡萄胎、妊娠等）
遗传性非自身免疫性甲亢（与TSH受体突变或G蛋白突变有关）
新生儿甲亢
碘甲亢
垂体性甲亢
垂体TSH瘤
垂体型甲状腺激素不敏感综合征

续表

非甲状腺激素合成增多
甲状腺激素释放增多
亚急性甲状腺炎（痛性、肉芽肿性、de Quervian甲状腺炎）
无痛性甲状腺炎（淋巴细胞性、产后甲状腺炎）
损伤性甲状腺炎（放射性、手术、触诊等）
药物源性甲状腺炎（胺碘酮、锂制剂、IFN-α、IL-2、GM-CSF等）
急性甲状腺炎
非甲状腺来源的甲状腺激素增多
医源性甲状腺毒症（甲状腺激素服用过量）
外源性甲状腺毒症（摄取富含甲状腺激素的食物）
卵巢甲状腺肿
滤泡甲状腺癌的广泛转移

注：IFN-α 为 Interferon-α，干扰素-α。IL-2 为 Interleukin-2，白细胞介素-2。GM-CSF 为 Granulocyte macrophyge colony stimulating factor，粒细胞巨噬细胞集落刺激因子。

甲亢是甲状腺本身合成和分泌过多甲状腺激素所致的一组临床疾病，是引起甲状腺毒症最常见的原因。GD是导致甲亢最主要的病因，是自身免疫的原因导致的甲亢，是自身免疫性甲状腺疾病（Autoimmune Thyroid Disease，AITD）的一种。促甲状腺激素受体抗体（TSH Receptor Antibodies，TRAb）是本病的致病抗体，TRAb与TSH受体结合并刺激甲状腺，导致甲状腺激素过量合成和分泌。GD占所有甲亢患者的70%～80%。GD除了有甲亢的表现之外，还伴有Graves眼病（Graves Ophthalmology，GO）和Graves皮肤病变。

一、临床表现

GD以弥漫性甲状腺肿和甲状腺毒症为特征，可伴有浸润性Graves眼（眶）病[（Graves Orbitopathy或Graves Ophthalmopathy，GO），也称甲状腺相关性眼（眶）病（Thyroid-Associated Ophthalmopathy，TAO）]、胫前黏液性水肿等。甲状腺的临床表现、GO和胫前黏液性水肿可单独发生，也可同时发生于同一个患者，但是这些临床表现的病程往往各自独立。

（一）甲状腺毒症表现

1.高代谢综合征

甲状腺激素促进三大营养素蛋白质、葡萄糖和脂肪分解代谢增强，新陈代谢加速，产热增加。患者常怕热多汗、低热（危象时可有高热）、消瘦、乏力。甲状腺激素一方面加速糖氧化和利用，另一方面促进肠道糖吸收、肝糖分解，可致糖耐量异常或加重糖尿病。蛋白质和脂肪分解加速致负氮平衡、体重下降。

2.精神神经系统

升高的甲状腺激素对神经系统的直接作用使交感神经兴奋性增高，同时对儿茶酚胺的敏感性增强。患者多言好动、紧张焦虑、易激动、失眠、注意力不集中等。严重者出现幻觉、躁狂。可有舌或手细震颤。腱反射活跃，深反射恢复期时间缩短。

淡漠型甲亢是甲亢的一种特殊类型表现，多见于老年人，没有甲亢典型的临床表现。厌食、乏力、抑郁淡漠、心悸、消瘦、呈恶病质状态，严重时神志模糊，甚至昏迷。常无甲状腺肿大。患者因明显消瘦而被误诊为恶性肿瘤，因心房颤动被误诊为冠心病，因抑郁淡漠被误诊为抑郁症。

3.心血管系统

以高动力循环为特征。患者多为持续性心悸，觉心跳有力。严重时气短、不能平卧，出现心力衰竭的表现。心脏增大，听诊心率快、第一心音亢进、心律失常，可闻及收缩期杂音。心律失常以窦性心动过速、房性早搏为主，其次为阵发性或持续性心房颤动，也可为室性或交界性早搏，偶见房室传导阻滞。收缩压升高明显导致脉压增大，有时可出现周围血管征如毛细血管搏动、水冲脉等。

甲状腺毒症性心脏病是甲亢的一种特殊临床表现。通过以下表现可以诊断：

（1）甲亢诊断明确，往往病程长且没有得到良好控制。

（2）伴有下列心脏病表现之一：

①严重心律失常，包括持续性或阵发性心房颤动、心房扑动、频发心房早搏、频发心室早搏、Ⅱ～Ⅲ度房室传导阻滞等。

②心力衰竭。

③心脏扩大。

④心绞痛或心肌梗死。

（3）其他原因引起的心脏病，如高血压性心脏病、冠心病、风湿性心脏病、先天性心脏病等。

（4）甲亢控制后心脏表现有所改善或恢复正常。甲状腺毒症导致的心力衰竭属高动力高排出量性，常于心律失常后发生或加重。老年人或原有缺血性心脏病者合并GD时，多表现为顽固性心房纤颤和心脏泵衰竭，甲亢控制后心脏功能虽可改善，但因原有疾病的存在而不能恢复正常。

4.消化系统

由于分解代谢增强，代谢增快，多数患者表现为食欲亢进、多食易饥，极少数出现厌食甚至恶病质（淡漠型甲亢），肠蠕动加快，溏便，便次增加。可出现肝功能异常，转氨酶升高，偶伴黄疸。

甲状腺毒症性肝损伤主要与以下原因有关：高浓度甲状腺激素对肝细胞的直接毒性作用；肝小叶中心区域的细胞供氧量严重不足；甲亢心脏病、心力衰竭引起肝瘀血；肝内正常压力稳态破坏，导致肝萎缩。具备以下条件可以考虑诊断：

（1）甲亢。

（2）满足下列一项以上肝功能或形态异常：

①ALT以及AST升高。

②ALP升高。

③GGT升高。

④TBiL和（或）DBiL升高。

⑤总蛋白或（和）白蛋白下降。

⑥肝大。

（3）排除其他肝脏疾病，如自身免疫性肝病、药物损伤、病毒性肝炎、脂肪肝、肝脏肿瘤等。

（4）甲亢规范治疗，有效控制后，肝功能恢复正常，肝大有所改善。

5.肌肉系统

甲状腺毒症性周期性瘫痪（Thyrotoxic Periodic Paralysis，TPP）主要见于亚洲年轻男性患者，常在饱餐、高糖饮食、运动等之后发生。在久坐后或睡眠中发生四肢瘫痪，主要累及下肢，不能站立或行走，但是意识清醒、无二便失禁。发作期常伴低钾血症，与血清钾向细胞内转移有关。补钾治疗，症状可缓解。同时，也有血钾正常的TPP。TPP呈自限性，甲亢控制后可以自愈。急性甲亢性肌病于数周内出现吞咽困难和呼吸肌麻痹，是危及生命的急症。慢性甲亢性肌病为进行性肌无力，久之伴肌萎缩，主要累及上肢、下肢的近端肌群，如肩、髋部肌群；部分累及远端肌群，表现为梳头、蹲起、上楼梯困难。新斯的明试验无反应。需要注意的是，GD可伴发重症肌无力，同属自身免疫反应，同时GD也能导致胸腺增大，甲亢控制后胸腺增大消失。

6.骨骼系统

骨骼代谢和骨胶原更新加速，尿钙磷、羟脯氨酸等排出增多，导致骨量减少、骨质疏松，偶尔会出现病理性骨折，老年人更容易发生。甲状腺毒症导致的骨量减少，可能随着甲亢治疗的好转，对年轻人来说骨密度可能恢复正常。严重的甲状腺毒症患者也可能有高钙血症，碱性磷酸酶和骨钙素升高。

7.造血系统

患者可有白细胞总数降低，主要是中性粒细胞数量降低，淋巴细胞相对增加，单核细胞和嗜酸细胞增加。脾脏和胸腺可增大，但是淋巴结正常。红细胞生成素升高导致红细胞数量增加，因为血容量增加，所以红细胞比容正常。GD患者可以伴有恶性贫血，抗胃壁细胞抗体阳性。血小板数量正常，凝血机制正常。甲状腺毒症增加华法林的敏感性，甲亢伴心房颤动的患者，应用抗凝药物华法林要注意减量。GD可以合并自身免疫性血小板减少症。

8.生殖系统

青春期前起病可延缓性成熟，青春期后起病可影响生殖功能。女性月经周期紊乱，经量减少甚至闭经，生殖能力下降，如果怀孕会增加流产风险。男性可出现阳痿，勃起功能障碍，偶见乳腺发育，此与雄激素转换为雌激素增多有关。甲状腺激素增多作用肝脏合成性激素结合球蛋白，导致结合型雄激素和双氢睾酮水平增加，但游离激素水平正常或暂时下降。

9.皮肤、毛发及肢端表现

皮肤温暖湿润，光滑细腻，手掌潮红。部分患者色素减退，出现白癜风，白癜风是自身免疫病，常和自身免疫性甲状腺疾病合并存在。头发细而脆，易脱落，偶有斑秃。少数甲脱离或伴指端粗厚。

10.眼部表现

眼部表现包括两种：一种是与自身免疫反应有关，将在下文和专章叙述；另一种与甲状腺毒症所致的交感神经兴奋性增高有关，常见的眼征有：

（1）轻度突眼（突眼度在18mm以内）。

（2）上眼睑挛缩，眼裂增宽（Dalrymple征）。

（3）上眼睑移动滞缓（Von Graefe征）：眼睛向下看时上眼睑不能及时随眼球向下移动，看到白色巩膜。

（4）瞬目减少和凝视（Stellwag征）。

（5）向上看时，前额皮肤不能皱起（Joffroy征）。

（6）两眼内聚减退或不能（Mobius征）。

11.甲状腺危象

甲状腺危象也称甲亢危象，是甲状腺毒症急性加重的表现，威胁生命，死亡率可达8%～25%，主要诱因为感染、应激（包括急性创伤、脑血管意外等），未控制好的患者突然中断抗甲状腺药物，在未发现或是未充分治疗的甲状腺毒症患者进行非甲状腺手术，偶尔发生于3I治疗后。临床表现为：原有甲亢症状的加重，高热、大汗、心悸、呕吐、腹泻、烦躁，甚而谵妄，严重患者可有心力衰竭、休克及昏迷等。死亡原因多为高热虚脱、心力衰竭、肺水肿及严重水、电解质代谢紊乱。

甲亢患者若伴有任何系统的失代偿表现，均应高度怀疑甲状腺危象。目前指南推荐采用Burch-Wartofsky（BWPS）量表评分诊断甲状腺危象（表4-2）。总分≥45为甲状腺危象，25～44分为甲状腺危象前期，<25分为甲状腺危象可能性小。

（二）GD特征性的临床表现

1.Graves眼病（Graves'Ophthalmopathy，GO）

Graves眼病也称Graves眼眶病（Graves'Orbitopathy，GO），甲状腺相关性眼（眶）病（Thyroid-Associated Ophthalmopathy，TAO）。GO与GD密切相关，是GD甲状腺外自身免疫异常的表现之一。甲亢与GO两者可同时发生、先后发生；约5%GO不伴甲亢，称为甲状腺功能“正常”的Graves眼病（Euthyroid Graves'Ophthalmopathy，EGO）。

2.胫前黏液性水肿

胫前黏液性水肿是GD特异性浸润性皮肤病变，属自身免疫病，常和浸润性突眼伴发，发生率低于5%，白种人多见。目前认为甲状腺自身抗原（如TSHR）的异位表达或者在皮损区域存在交叉反应性抗原是胫前黏液性水肿的发病机制，多见于小腿胫前，偶见于足背和膝部，也可见于上肢或其他部位，呈对称性。特征性的表现初期为非凹陷性水肿，色素沉着呈暗紫红色，继而形成单个结节或斑块，然后逐渐融合，最后皮肤粗厚，呈树皮状，覆以灰色或黑色疣状物，呈象皮样外观。

表4-2　甲状腺危象诊断评分量表

标准	分值	标准	分值
体温调节异常		胃肠、肝功能异常	
温度（℃）b		临床表现	
37.2～37.7	5	无	0
37.8～38.3	10	中度（腹泻，腹痛，恶心/呕吐）	10
38.3～38.8	15	重度（黄疸）	20
38.9～39.4	20	—	
39.4～39.9	25	—	
≥40	30	—	
心血管系统		中枢神经系统紊乱	

续表

标准	分值	标准	分值
心动过速（次/分）		临床表现	
100～109	5	无	0
110～119	10	轻度（躁动）	10
120～129	15	中度（谵妄，精神错乱，严重嗜睡）	20
130～139	20	重度（癫痫，昏迷）	30
≥140	25	—	
心房颤动			
无	0	—	
有	10	—	
充血性心力衰竭		诱因病史	
无	0	存在	
轻度	5	是	0
中度	10	否	10
重度	20	—	

注：a. 引自：ATA2016 指南。

b. 华氏度：99.0 ～ 99.9（5），100.0 ～ 100.9（10），101.0 ～ 101.9（15），102.0 ～ 102.9（20），103.0 ～ 103.9（25），≥ 104.2（30）。

3.甲状腺指端粗厚

甲状腺指端粗厚比较罕见，是GD特征性皮肤表现，指端粗厚与TRAb密切相关。临床特点是最后一节手指和脚趾组织肿胀，呈杵状指，表面皮肤常变色增厚。指端粗厚可以没有任何症状，常被忽视。显微镜下可观察到糖胺聚糖沉积，骨膜下新骨形成。发病机制与胫前黏液性水肿和GO相似。

（三）甲状腺肿

甲状腺弥漫性肿大、质软、无压痛，随吞咽上下移动。甲状腺血流增多，触及震颤和闻及血管杂音为GD的特异性体征。少数患者无甲状腺肿大。

二、实验室检查

（一）血清TSH

甲状腺功能改变时，TSH的变化较T_3、T_4迅速而显著，目前普遍采用的敏感的免疫检测方法测得的TSH是筛查甲亢的第一线指标，尤其对亚临床甲亢的诊断有重要意义。

需要注意的是，应用链霉素亲和素-生物素分离技术的试剂，患者因摄入大量外源性生物素（>10mg/d）出现假性GD甲亢，即FT_4、FT_3和TRAb升高，TSH下降。停用生物素后2～7d再次测定，上述现象可消失。同时要注意内源性甲状腺激素自身抗体（THAb）、异嗜性抗体、人抗动物自身抗体和类风湿因子等因素对TSH、FT_3和FT_4检测的影响，可以通过更换仪器（由一步法检测改为二步法检测）、加入非免疫动物血清或聚乙二醇沉淀等排除。

（二）血清甲状腺激素

血清甲状腺激素包括总T_4（TT_4）、总T_3（TT_3）和游离T_4（FT_4）、游离T_3（FT_3）。T_4全部由甲状腺产生。血清中99.95%以上的T_4与蛋白结合，其中80%～90%与TBG结合，其次为白蛋白，故受TBG等结合蛋白量和结合力变化的影响。妊娠、雌激素、病毒性肝炎等因素使TBG升高；雄激素、低蛋白血症（严重肝病、肾病综合征）、泼尼松等使TBG降低。10%～20%的T_3由甲状腺产生，80%～90%的T_3在外周组织由T_4转换而来。血清T_3与TBG、白蛋白等蛋白结合达99.5%以上，故TT_3也受结合蛋白的影响。TT_3浓度的变化常与TT_4的改变平行。

临床普遍使用的方法检测的FT_3和FT_4准确地说应该称之为估算的FT_3和FT_4。理论上说，真正的FT_4和FT_3测定首先使用平衡透析法或超滤法分离FT_3和FT_4，然后用敏感的检测方法如质谱仪测定。这种检测方法因耗时费力、价格昂贵而无法在临床广泛应用。在血清中TBG和白蛋白等结合蛋白水平正常的情况下，FT_3和FT_4基本不受血结合蛋白变化的影响，可以直接反映甲状腺功能状态，其敏感性和特异性高于TT_3和TT_4，是诊断临床甲亢的首选指标。但是，因为循环中FT_3含量甚微，国外指南也推荐采用TT_3和FT_4作为评估甲状腺毒症的指标。

临床甲亢血清FT_4/TT_4和（或）FT_3/TT_3升高，血清TSH低于正常。病情较轻的患者，可能仅以血清FT_3/TT_3升高而FT_4/TT_4正常，且血清TSH降低或测不出，称之为“T_3型甲状腺毒症”，可出现在甲亢初期、复发早期、甲亢治疗过程中，偶尔发生在碘缺乏的情况下。T_3为早期GD、治疗中疗效观察及停药后复发的较敏感指标。一些患者仅以血清FT_4/TT_4升高而FT_3/TT_3正常，且血清TSH降低或测不出，称之为“T_4型甲状腺毒症”，见于伴有严重疾病的患者（T_4向T_3转化受损）或甲状腺结合蛋白（TBG或白蛋白）明显升高的情况。

（三）TRAb

有两种检测TRAb的方法：一种是临床广泛使用的荧光免疫法检测TRAb，仅能反映有针对TSHR自身抗体的存在，不能反映TRAb的生物学作用；另一种是生物检测法，可以鉴定TSAb和TBAb。

1.TRAb的测定方法

第一代放射受体测定法（Radioreceptor Assay，RIA），TRAb与同位素标记的TSH竞争可溶性的TSHR（来自猪或者人甲状腺），未治疗的GD患者TRAb阳性率75%～95%。第二代测定方法，竞争的配体改为人重组TSHR，提高了特异性。人抗TSHR的单克隆抗体（M22）分离成功以后，应用免疫化学发光测定方法，敏感性和特异性都进一步提高，这是目前临床最为广泛使用的TRAb检测方法。

TRAb用于诊断GD，对于诊断甲功正常的GD，特别单侧GO意义更大。妊娠妇女TRAb升高，会增加胎儿或新生儿甲亢的风险，所以在妊娠后期，应该检测TRAb。TRAb也是GD患者预后评估指标，TRAb滴度高，通常预示复发的可能性增大。

2.TSAb/TBAb的测定方法

TSAb是具有刺激功能的TRAb。第一代的测定方法需要体外细胞培养系统，靶细胞是人的甲状腺滤泡上皮细胞或者大鼠的甲状腺细胞株（FRTL-5）。测定的指标是上清液中TSAb刺激甲状腺细胞产生的cAMP。未治疗GD患者的TSAb阳性率达到90%。第二代的测定方法是将中国仓鼠细胞（CHO细胞）作为靶细胞，经转基因技术，CHO细胞表达TSHR。这种方法增加了TSAb测定的敏感性和稳定性，重复性好。TBAb的测定也利用CHO细胞的检测系统。在前两种方法中cAMP都需要同位素检测，而第三代测定方法利用荧光素酶取代同位素，避免了同位素的污染。

使用新的TRAb测定方法诊断GD的敏感度为96%～97%，特异度为99%。初发的GD患者，血TRAb阳性率可达99%，正常对照阳性率仅有0.6%。TRAb测定方法是鉴别甲亢病因、诊断GD的指标之一，对判断病情活动、治疗后是否停药、停药后是否复发有指导作用。因为鉴定TSAb和TBAb需要细胞培养设备，不易于作为临床的常规检测，当GD甲亢状态时，一般将TRAb视为TSAb。

（四）TPOAb和TgAb

70%～80%的GD患者可检出TPOAb和TgAb，任意抗体阳性提示甲状腺存在自身免疫异常，但是不能据此诊断GD（详见相关章节内容）。

（五）促甲状腺激素释放激素（TRH）兴奋试验

目前已被敏感TSH测定取代。甲状腺性甲亢时，血T_3、T_4增高，反馈抑制TSH，故TSH不受TRH刺激而分泌增多。

（六）其他实验室检测

血常规检测白细胞总数和分数、血小板计数、红细胞计数和血红蛋白比容。肝脏功能测定包括酶学指标、总蛋白、白蛋白、胆红素水平。铁蛋白、血和尿钙水平可能升高、总胆固醇、低密度脂蛋白胆固醇（LDL-C）和甘油三酯水平可能降低，骨代谢标志物可能异常，必要时可以检测。

三、辅助检查

（一）甲状腺放射性碘摄取（Thyroid Radioiodine Uptake，RAIU）

甲状腺放射性碘摄取是诊断甲亢的传统方法，目前已经被敏感TSH测定所替代。如果临床表现或TRAb能够直接诊断GD，则没有必要做RAIU。通常甲亢时甲状腺对碘的摄取和清除均增强。RAIU正常值为：3h 5%～25%，24h 20%～45%，高峰在24h出现。甲亢时RAIU总摄取量增加，摄取高峰前移。RAIU主要用于甲状腺毒症病因的鉴别，甲亢所致的甲状腺毒症RAIU增高或正常；非甲亢所致的甲状腺毒症RAIU减低。此外，RAIU用于计算治疗甲亢时需要的^{131}I剂量。

（二）99m锝甲状腺核素显像

99m锝甲状腺核素显像主要用于明确结节是功能亢进（热结节）和正常组织相近（温结节）还是无功能（冷结节），对于诊断甲状腺自主高功能腺瘤和毒性多结节性甲状腺肿有意义。具有自主功能的腺瘤或结节浓聚大量核素，腺瘤或结节外甲状腺组织和对侧甲状腺组织核素摄取减少。

（三）甲状腺超声

超声是甲状腺影像检查最主要的手段，可以显示甲状腺大小、形态、内部结构、血流状态等。如果临床表现或TRAb能够直接诊断GD，并非必须做超声检查。超声检查的意义在于：

（1）诊断GD，在技术条件允许的情况下检测甲状腺内部动脉和甲状腺下动脉的收缩期峰血流速度，GD时增快。

（2）用于GD和破坏性甲状腺炎的鉴别。当有核素显像禁忌证时（如妊娠期和哺乳期），超声多普勒检测尤其重要。

（3）在甲亢合并可触及结节时，明确甲状腺结节的诊断。结合99m锝甲状腺核素显像，明确结节功能。

（四）眼眶后CT和MRI

眼眶后CT和MRI主要用于评价眼外肌受累的程度，有助于GO的诊断以及排除其他原因所致的突眼。

（五）心电图和心脏超声

心电图（electrocardiogram，ECG）能够提示窦性心动过速、各种心律失常、心房颤动。心脏超声可以提示心脏大小、内部结构或血流异常。心脏增大时可以做胸部X线检查或计算机断层扫描（CT），肝脏功能异常时可以做肝脏超声。

四、诊断标准

GD的诊断分为两个步骤：首先是确定甲状腺毒症，然后是确定病因。

（一）甲状腺毒症的诊断

典型病例易于诊断，不典型病例易被误诊或漏诊。有甲状腺毒症的临床表现，对已经规范治疗但是疗效仍不满意的糖尿病、结核、心力衰竭、冠心病、肝脏疾病等患者，都要注意排除甲状腺毒症。

血清TSH是评估甲状腺激素水平升高最敏感的指标，血清TT_4和TT_3受TBG等结合蛋白影响，因此常规首选血清FT_3和FT_4。大多数甲状腺毒症患者FT_3或FT_4升高，TSH降低甚至测不出。亚临床甲状腺毒症患者，血清FT_4和FT_3正常，TSH降低。T_3型甲状腺毒症，只有FT_3增高，FT_4正常，TSH水平降低。T_4型甲状腺毒症患者，则只有FT_4增高，FT_3正常，TSH水平降低。

（二）病因诊断

如果患者甲状腺对称性肿大伴有血管鸣或细震颤、近期眼球突出为浸润性突眼、胫前黏液性水肿，并有中至重度的甲状腺毒症症状，可以诊断为GD，不需要对甲状腺毒症的病因进一步检查。如果患者只是单纯表现甲状腺毒症，无甲状腺肿大、突眼和胫前黏液性水肿，可以通过以下3种检测明确病因：

（1）TRAb。

（2）RAIU。

（3）甲状腺超声检测甲状腺血流。如果触及甲状腺结节并超声证实，应进行99m锝甲状腺扫描。

选择GD病因诊断方法时应该考虑费用和可行性。鉴于TRAb是GD的直接致病原因，现有检测方法敏感性和特异性高，初发GD患者近99%阳性，采血化验简单、费用不高，所以TRAb是首选的GD诊断方法。在非常轻的GD患者中，TRAb也可以呈阴性，此时，需要联合其他方法进行病因诊断。RAIU可以将甲状腺毒症分为两种情况：一种是摄取能力增强和正常，提示甲亢；另一种是摄取能力降低，提示甲状腺破坏或外源服用甲状腺激素或碘制剂。RAIU的不足是应用同位素、需要24h多次检测、相对费用较高、妊娠和哺乳期妇女禁忌、有些医院没有开展。甲状腺超声检查方便、价廉，可以发现和确定甲状腺结节，但是做出GD诊断要评估甲状腺内部动脉和甲状腺下动脉的收缩期峰值速度，GD时增快。目前这种办法缺乏不同人群正常参考范围，受到仪器或操作人员技术条件的限制，没有广泛开展。

五、鉴别诊断

（一）甲状腺毒症原因的鉴别

RAIU是最主要的鉴别方法。甲亢患者核素摄取能力增强或正常，但是不能区别甲亢的病因。GD、毒性多结节性甲状腺肿或毒性甲状腺腺瘤的患者摄取率正常或者增高，需要进一步鉴别。破坏性甲状腺毒症，如亚急性甲状腺炎、无痛性甲状腺炎等疾病导致甲状腺破坏，核素摄取能力降低。对大多数患者来说，无痛性甲状腺炎和亚急性甲状腺炎容易鉴别。亚急性甲状腺炎通常伴有颈前疼痛、发热、甲状腺触诊韧硬、血沉（ESR）增快。无痛性甲状腺炎包括产后甲状腺炎，无颈前疼痛，无发热，通常有自身免疫性甲状腺疾病的个人史和家族史，TPOAb和（或）TgAb阳性。近期碘摄入过量，如1～2个月以内使用过碘显影剂、服用胺碘酮或者食用过海带、紫菜等含碘高的食物，碘摄取率会降低。如怀疑有过量碘摄入，检测尿碘浓度有利于碘营养的评估。当存在外源甲状腺激素增多时，有服药史，甲状腺球蛋白水平低，甲状腺摄取率明显降低，T_3、T_4比值增高。

当患者有甲状腺扫描禁忌证时，也可以用总TT_3、TT_4的比值评估甲状腺毒症的病因。甲亢时，产生的T_3多于T_4，TT_3、TT_4的比值大于20，甲状腺破坏时，TT_3、TT_4比值小于20。

（二）GD与其他类型甲亢的鉴别

GD主要应与毒性多发结节性甲状腺肿、毒性甲状腺腺瘤和甲状腺癌伴甲亢相鉴别。

上述3种疾病在甲状腺超声下均可发现结节或肿瘤，99m锝甲状腺核素显像毒性甲状腺腺瘤为热结节，结节外甲状腺组织或对侧甲状腺核素摄取能力减弱。毒性多发结节性甲状腺肿患者的摄取图像呈现多病灶增强或者减弱。如果结节为热结节，甲状腺癌的可能性小，通常不建议行甲状腺细针穿刺细胞学检查，可以随访观察甲状腺结节的变化。HCG相关性甲亢患者有相关疾病，血HCG显著升高。碘甲亢者有过量碘摄入史，甲状腺RAIU降低。异位甲状腺组织位于卵巢畸胎瘤时，患者的颈部99m锝甲状腺核素显像也降低。

需要注意的是，GD和非毒性结节性甲状腺肿可能同时存在，TRAb阳性、超声可见结节以及99m锝甲状腺核素显像浓淡不均。如果GD和甲状腺纤维化或甲状腺局限性破坏共存，TRAb阳性、99m锝甲状腺核素显像浓淡不均，甲状腺摄碘率会受到影响。

（三）GD与TSH介导甲亢的鉴别

除了甲状腺性甲亢，TSH介导甲亢（TSH-Mediated Hyperthyroidism）也可以导致甲状腺激素水平升高，但是TSH水平不被抑制，通常升高或正常，主要包括TSH瘤（TSHoma）、甲状腺激素抵抗综合征（Resistance to Thyroid Hormone，RTH）。

TSH瘤较罕见，主要发生在垂体，也有异位TSH瘤。磁共振显示垂体占位病变。肿瘤自主分泌TSH，刺激甲状腺激素合成分泌，FT_3、FT_4升高，TSH升高或正常高值。肿瘤分泌的TSH以TSHα亚单位为主，TSHα亚单位/TSH比值升高，L-T_3不能抑制TSH分泌，TRH刺激TSH无反应或反应性低。RTH为一罕见疾病，病因为甲状腺激素受体β基因突变，甲状腺激素靶组织[（下丘脑垂体和（或）外周组织）]对甲状腺激素的敏感性降低，FT_3、FT_4升高，TSH升高或正常高值。L-T_3不能完全抑制TSH分泌（垂体型），TSH对TRH刺激反应正常。

（四）GD与甲状腺功能正常的高甲状腺素血症的鉴别

甲状腺功能正常的高甲状腺素血症与甲状腺激素结合蛋白疾病有关，如TBG或甲状腺素转运蛋白（Transthyretin，TTR）升高。妊娠或雌激素治疗、遗传性TBG增多症、肝炎或某些药物（雌激素、口服避孕药、吩噻嗪、三苯氧胺等）与TBG增高相关。上述情况可表现出与甲亢类似的甲状腺功能检测异常，血清TT_4和TT_3浓度呈比例增加，但FT_4和FT_3水平正常。家族性白蛋白异常性高甲状腺素血症（Familial Dysalbuminemic Hyperthyroxinemia，FDH）是一种以血清T_4水平升高而甲状腺功能正常为主要特征的常染色体显性遗传疾病。血清白蛋白基因突变致使异常白蛋白分子与T_4（不是T_3）的亲和力增加，从而引起TT_4升高或FT_4假性升高，而实际FT_4正常（应用两步法、超滤法或平衡滤过法），TSH浓度正常。

（五）GD与其他疾病的鉴别（表4-3）

1.单纯性甲状腺肿

甲状腺肿大，无甲亢症状。血TSH、T_4、T_3正常。RAIU可增高，但高峰不前移。

2.更年期综合征

更年期妇女有情绪不稳、烦躁失眠、阵发潮热、出汗等症状。甲状腺不大，血TSH、T_4、T_3正常。

3.突眼

突眼可见于颅内肿瘤、海绵窦动静脉漏、眶周炎、血管瘤、假瘤、结核瘤、囊肿、淀粉样变性、结节病、先天性青光眼、轴性高度近视和眼眶癌等。眼球后超声、CT或MRI有助于明确诊断。

4.抑郁症

老年甲状腺毒症多症状不明显，表现为体虚乏力、精神忧郁、表情淡漠，原因不明的消瘦、食欲不振，恶心、呕吐等，与抑郁症类似。甲状腺功能测定可资鉴别。

5.糖尿病

甲状腺毒症患者可出现糖耐量异常、餐后血糖增高。甲状腺毒症使糖尿病患者的血糖恶化。糖尿病的症状与甲状腺毒症的多食、易饥相似，但甲状腺功能正常。

6.心血管疾病

老年人甲状腺毒症的症状不典型，常心脏症状突出，如充血性心力衰竭、顽固性心房纤颤，易被误诊为冠心病或高血压病。年轻患者出现心律失常，尚需注意与风湿性心瓣膜病相鉴别。心力衰竭、心房颤动对地高辛治疗不敏感，降压治疗效果欠佳者须注意排除甲状腺毒症。

7.消化系统疾病

甲状腺毒症可致肠蠕动加快，消化吸收不良，大便次数增多；有些患者的消化道症状明显，可有恶心、呕吐，甚至出现肝功能损害和恶病质，故应在排除消化道器质性病变的同时检测甲状腺功能。

表4-3　引起甲状腺毒症的主要疾病的鉴别诊断

疾病状态	甲状腺疼痛	ESR	T_3或T_4	TSH	TRAb	TPOAb/TgAb	^{131}I摄取率	甲状腺ECT	甲状腺超声
GD	−	↔	↑或↔	↓	+	+	↑或↔	弥漫性增强	甲状腺动脉峰血流速度增快
无痛性甲状腺炎	−	↔	↑或↔	↓	−	+	↓	弥漫或局灶性下降	片状或虫蚀样低回声
亚急性甲状腺炎	−	↑	↑或↔	↓	−	−	↓	弥漫或局灶性下降	片状或虫蚀样低回声
毒性多结节甲状腺肿	−	↔	↑或↔	↓	−	−	↑或↔	单个或多个热结节和温、冷结节	多结节甲状腺肿
毒性甲状腺腺瘤	−	↔	↑或↔	↓	−	−	↑或↔	单个热结节	甲状腺结节或腺瘤
不适当TSH分泌综合征	−	↔	↑	↑/−	−	−	↑或↔	正常或单个或多个温、冷结节	正常或多结节甲状腺肿
外源摄入甲状腺激素	−	↔	↑	↓	−	−	↓	弥漫性下降	正常

8.其他

以消瘦、低热为主要表现者，应注意与结核、慢性感染和恶性肿瘤相鉴别。伴严重肌萎缩者应与原发性肌病相鉴别。

六、治疗与药物应用

目前尚无针对GD的病因治疗。甲亢的3种疗法——抗甲状腺药物（Antithyroid Drug，ATD）、放射性碘治疗和手术治疗各有优缺点。ATD的作用是抑制甲状腺激素合成，放射性碘和手术则是通过破坏甲状腺组织，减少甲状腺激素的产生来达到治疗目的。总的来说，ATD的治愈率50%左右，不会导致永久性甲减；缺点是复发率高，有粒细胞减少和严重肝脏毒性的副作用。放射性碘疗效确切，复发率低，但是甲减发生率高，有放射性的担心。手术治疗应用较少，甲状腺全切的效果优于甲状腺部分切除，缺点是甲减发生率高和手术并发症的发生。

GD治疗方法的选择一般根据患者的年龄、病情、病程、并发症，以及患者的意愿、经济状况、医疗条件和医生的经验等。医生要和患者沟通3种治疗方法的优缺点，最后决定要尊重患者个人的选择。

Brito分析8217例CD患者的治疗方法选择：ATD占58%、放射性碘治疗占35%、手术占6%。2012年Burch报告全球的GD治疗方法选择：ATD占53.9%、放射性碘占45%、手术占0.7%；其中亚洲ATD占70.6%，放射性碘占29.4%（表4-4）。放射性碘治疗比例有所下降，ATD治疗有所上升。亚洲ATD治疗比例最高，放射性碘治疗的比例不足1/3。

（一）抗甲状腺药物（ATD）治疗

ATD已经应用70余年，目前仍然是最广泛应用的GD治疗方法，但仅能获得40%～60%治愈率。ATD包括丙硫氧嘧啶（Propylthiouracil，PTU）、甲巯咪唑（Methimazole，MMI）和卡比马唑（Carbinmazole，CMZ），卡比马唑是甲巯咪唑的前体。目前我国常用MMI和PTU。

1.作用机制

ATD的基本作用机制是抑制甲状腺过氧化物酶（Thyroid peroxidase，TPO）活性，抑制碘化物形成活性碘，影响酪氨酸残基形成碘化酪氨酸，抑制碘化酪氨酸的偶联，继而抑制甲状腺激素（T_4和T_3）的合成。该机制可解释为什么ATD在高碘摄入的患者疗效欠佳。ATD可能有直接或间接的免疫抑制作用，或者通过降低甲状腺特异性自身免疫，使甲状腺内淋巴细胞减少，或者通过改善甲亢状态，使失调的免疫系统恢复正常，TRAb下降。除了上述ATD共同的作用机制外，PTU可通过抑制1型脱碘酶减少外周组织和甲状腺内T_4向T_3的转化，MMI则无此作用。基于这一作用机制，推荐甲亢危象患者首选PTU。

表4-4　Graves病患者治疗方法的选择

临床特点	NI治疗	ATD	手术
妊娠	×	√√	√
手术风险大	√√	√	×
非活动GO	√	√	√
活动性GO	×	√√	√√
肝脏疾病	√√	×	√
ATD不良反应	√√	×	√
病情轻度，甲状腺轻微肿大	×	√√	×
伴周期性瘫痪	√√	√	√√
怀疑和确诊甲状腺癌	×	√	√√
伴右肺动脉高压或充血性心力衰竭	√√	√	×
伴1个或多个甲状腺大结节	√	√	√√

注：√——推荐；√√——首选；×——不推荐。

2.ATD治疗的适应证

所有初治的CD甲亢患者都可以选择ATD治疗。ATD优点包括：疗效较肯定；不导致永久性甲减；方便、经济，使用较安全。ATD缺点包括：疗程长，一般需12～18个月，有时长达数年，可能减少患者的依从性；治愈率低，仅有50%左右，停药后的复发率较高，达50%～60%；可能产生过敏、肝损害或粒细胞减少等副作用。ATD曾经导致严重不良反应是再次使用的绝对禁忌证。在选择ATD治疗前，预测患者用药后缓解的可能性非常必要。甲状腺肿大明显、维持TSH正常时的甲巯咪唑剂量需要10mg以上，或者TRAb抗体滴度很高，依从性差的患者，可能缓解率低于30%，需要长期的ATD治疗。如果选择ATD治疗，通常建议试验性治疗12个月，评估缓解的可能性，然后决定是否重新选择治疗方法。如果患者坚持ATD治疗，没有发生ATD副作用，也可以一直应用药物治疗。

对于选择ATD治疗GD的患者，国外指南推荐首选MMI。但是以下情况例外：PTU与蛋白结合紧密，通过胎盘和进入乳汁的量均少于MMI，所以在妊娠或哺乳期甲亢优先选用PTU；甲状腺危象的治疗首选PTU；患者拒绝放射性碘治疗或外科手术且对MMI反应差或过敏的患者选择PTU。

3.治疗方案和疗程

ATD长程治疗方案分初治期、减量期、维持期及停药前期，按病情轻重决定药物剂量。

初治期：通常1～3个月，严重的患者可能持续时间更长，主要取决于甲状腺激素升高的水平、TRAb滴度、甲状腺肿大程度和患者对药物的反应性。一般PTU200～300mg/d，分3次口服。MMI10～30mg/d，每日1次或分2～3次口服，如果MMI每日剂量较大，建议将MMI分次服用。药物的剂量应根据甲状腺激素升高的程度个体化地选择，既保证甲状腺功能尽快恢复到正常，同时尽可能地减少药物副作用。日本的一项随机前瞻研究对比MMI15mg/d、MMI30mg/d和PTU300mg/d的疗效及副作用，结论是15mg/d适合于轻中度的病例；MMI30mg/d适合于重度的病例。但是MMI30mg/d与MMI15mg/d比较，前者副作用增加。PTU300mg/d的作用与MMI15mg/d的作用相似。每4周复查甲状腺功能，血清T_3水平是重要的监测指标，因为有些患者在服用ATD后FT_4先行下降，血清FT_3下降缓慢，这表明患者甲亢并没得到很好的控制。进入减量期的标志是症状缓解、血FT_4和FT_3基本恢复正常，此时TSH仍然处于很低的水平。血清TSH由于受到FT_3的抑制，恢复较慢，因此初治期TSH并不是最佳的监测指标。

减量期：每2～4周减量1次，PIU每次减50～100mg，MMI每次减5～10mg，每4周复查甲状腺功能，待TSH正常后再进入维持量期。维持量期重要的指标是TSH正常，此时提示下丘脑—垂体—甲状腺轴功能恢复正常。

维持期：PTU50～100mg/d，MMI5～10mg/d或更少，如此维持1～1.5年。疗程中除非

发生药物不良反应，一般不宜中断，并定期随访疗效。一旦用最小药物剂量能够将甲状腺功能维持在正常水平，可2～3个月进行临床评估和甲状腺功能检测。在治疗过程中出现甲状腺功能低下或甲状腺明显增大时，可酌情加用左甲状腺素（$L-T_4$），同时减少ATD的剂量。

停药前期：如果服用ATD＞18个月，TRAb阴性，准备停药的患者，可以将ATD剂量进一步减少，可3～6个月复查。

以前有学者建议所谓的阻断和替代治疗，即将大剂量的ATD联合L-T4治疗，避免出现药物性甲减，使甲状腺功能维持正常。目前已经不推荐这种方法，因为持续大剂量应用ATD增加了副作用的发生风险。

ATD治疗的疗程不能少于1年。经过系统的治疗，治愈率仅有40%～60%。病情较轻、甲状腺轻至中度肿大、经ATD治疗后进一步缩小、TRAb较快转为阴性、ATD的维持量较小、甲状腺内部动脉血流峰值速度正常、有良好的生活习惯、不吸烟以及依从性好，上述这些因素往往提示更容易治愈。

TRAb是决定能否停药的关键指标。TRAb持续升高的患者不建议停药，长期小剂量ATD治疗能够维持甲功稳定，可以延长甲功监测的时间至每3～6个月。如果TRAb水平在长期随访过程中转为阴性，考虑停用ATD。TRAb明显升高的患者，可以考虑选择其他治疗方法。放射性碘治疗能够导致TRAb一过性升高，近期计划妊娠的女性需要注意，TRAb能够通过胎盘作用到胎儿的甲状腺。

4.ATD不良反应

轻度的副作用如皮疹、白细胞轻度减少、肝酶轻度升高等比较常见，发生率约为5%。可以对症治疗，不用停用ATD。如果使用一种ATD发生了轻微副作用，约30%的患者更改为另外一种ATD仍然会出现类似的副作用。严重副作用如剥脱性皮炎、粒细胞缺乏症、血管炎、严重肝损害等比较罕见，但是危及生命，必须停用ATD。

在开始使用ATD治疗GD之前，建议患者化验血常规（包括白细胞分类计数）以及肝功能（包括胆红素和转氨酶），并且需检测结果基本正常。

（1）药疹和过敏性皮肤病：轻者如皮肤瘙痒、发红、皮疹可用抗组胺药物控制，不必停用ATD。如皮疹加重，应立即停药，以免发生剥脱性皮炎。

（2）粒细胞减少症和粒细胞缺乏症：粒细胞减少症发生率为5%左右，多发生在用药后的2～3个月内，也可见于任何时期。如外周血白细胞低于3×10^9/L或中性粒细胞低于1.5×10^9/L，应考虑停药，并用升白细胞药物。严重者可发生粒细胞缺乏症，中性粒细胞低于0.5×10^9/L，发生率为0.2%～0.4%。伴发热、咽痛、口腔溃疡等表现，须停ATD药并立即治疗，皮下注射重组人粒细胞集落刺激因子（rhG-CSF）2～5mg/kg，或重组人粒细胞-巨噬细胞集落刺激因子（rhGM-CSF）3～10μg/kg，白细胞正常后停用。

由于甲亢本身也可以引起白细胞减少，为区分是甲亢所致，还是ATD所致，在治疗前和治疗后要定期检查白细胞总数和分类计数。定期监测白细胞计数对于预测药物不良反应的作用尚不肯定，但是可能会发现慢性粒细胞缺乏症。GD患者应用ATD治疗期间，要告知患者，一旦出现发热、咽痛等症状，要停用ATD，同时立即检测白细胞总分数。MMI和PTU两药有交叉反应性，所以服用一种ATD发生粒细胞缺乏症，不能换用另一种药物。

（3）肝脏毒性：MMI主要为淤胆型肝损伤，但也可以表现为肝细胞受损。PTU主要是肝细胞受损，严重时可引起致命性的暴发性肝坏死。PTU引起的暴发性肝坏死的发生率大约1/10000，丹麦报告3/10000。患者需要接受肝移植治疗。2010年美国国家食品药品监督局（FDA）已经发布警告，禁止儿童患者使用PTU。FDA公布PTU相关的32例暴发性肝坏死，其中10例是儿童，发生率1/2000～140007。中国台湾学者报告71379例甲亢患者，其中71%首次服用ATD，平均随访196d。他们发现非传染性肝炎的患病率为MMI3.17/1000，PTU1.19/1000；急性肝衰竭发生率为MMI0.32/1000，PTU0.68/1000。淤胆型肝炎和急性肝衰竭的发生率没有显著差别。中国学者总结8864例拟行放射性碘治疗的甲亢患者资料，发现90例严重肝损伤，服药平均时间9～11周，MMI剂量19.1mg/d，PTU剂量212mg/d。

PTU诱导的肝毒性平均发生在开始药物治疗后的120d，与药物剂量无关，可能起病急，进展快。MMI的肝脏毒性发生在用药后平均36d。目前没有证据表明对所有服用ATD的患者，常规监测肝功能可以预防严重的肝毒性。但是，如果一种ATD诱导严重肝毒性，使用另一种ATD可能会出现50%的交叉反应。如果必须使用ATD控制甲状腺毒症，在充分告知患者同意的情况下，可以试用另外一种ATD。

需要注意的是，甲状腺毒症可以导致高达30%的患者出现轻度肝功能异常。为了区别是甲状腺毒症还是ATD导致的肝功能异常，建议ATD应用前要检测肝功能包括肝脏酶学指标、胆红素和蛋白水平。ATD治疗后，特别是在6个月内，建议常规检测肝功能。对于服用MMI或PTU出现皮肤瘙痒、黄疸、粪便颜色变浅、深色尿、关节痛、腹痛或腹胀、厌食和恶心等症状的患者，需要评估肝功能。如果转氨酶水平超过正常上限3倍以上，1周内重复检测肝功能并未好转，则应该停用ATD。停用药物后，应该每周监测肝功能，直到恢复正常。如果不能明显恢复，建议专科查找病因并治疗。对于甲状腺毒症好转的患者，碱性磷酸酶升高而其他肝功能指标正常不能表明肝毒性恶化，因为碱性磷酸酶可能来自骨而不是肝脏。

（4）血管炎：抗中性粒细胞胞浆抗体（Antineut-mphil Cytoplasmic Antibody，ANCA）相关性小血管炎，是少见的ATD副作用。主要见于长期应用PTU治疗的女性患者，MMI罕见。ANCA主要的靶抗原是粒细胞髓过氧化物酶。约有40%使用PTU的患者ANCA阳性，但是绝大多数并没有发展为临床血管炎，停药后，ANCA逐渐消失。ANCA相关性血管炎在亚裔患者中更常见。临床表现有间质性肺炎、咯血、呼吸困难、血尿、蛋白尿、肾损害等。大多数患者停药后血管炎好转，重症患者需用大剂量糖皮质激素和免疫抑制剂治疗。

（5）其他：个案报道服用MMI（含有巯基）治疗的患者诱发胰岛素自身免疫综合征，导致低血糖症。

5.GD复发

缓解（Remission）是指经过系统的ATD治疗，停药后血清TSH、FT_4、FT_3正常维持1年以上。复发（Relapse）是指病情缓解后，甲亢又有反复。引起GD复发最主要的因素是TRAb。TRAb水平高复发率为80%～100%，TRAb阴性复发率则降至20%～30%。所以，停药后6个月应在1～3个月监测甲状腺功能，在6个月后延长监测间隔时间。如果出现甲亢症状，建议复诊。即使停药前TRAb为阴性，如果复发，也要复查TRAb，根据病情选择甲亢再次治疗方案，或再进行一个疗程的ATD或放射性碘治疗或手术。如果选择ATD治疗，要注意，尽管第一个疗程ATD没有副作用，再次应用同样的药物也可能发生副作用，所以用药前也要检测白细胞总分数和肝功能。

（二）放射性碘治疗

1.作用机制

甲亢时甲状腺摄取碘的能力增强，放射性^{131}I主要通过钠-碘同向转运体（NIS）被甲状腺细胞摄取，^{131}I在衰变过程中释放出β射线，破坏甲状腺滤泡细胞，甲状腺激素合成和分泌减少，甲状腺体积可以缩小。β射线的平均射程约为0.8mm，摄入甲状腺内的^{131}I对周围组织没有破坏。甲亢时，碘在甲状腺外组织中分布少，滞留时间短，常规治疗甲亢的^{131}I用量对骨髓、性腺、肝、胃肠道等器官产生的辐射量很低。

2.适应证和禁忌证

放射性碘治疗甲亢已有70余年的历史，是GD甲亢主要治疗方法之一。放射性碘治疗尤其适用于下述情况：对ATD过敏，或出现其他不良反应；ATD疗效差或多次复发；有手术禁忌证或手术风险高；有颈部手术或外照射史；病程较长；老年患者，特别是有心血管疾病高危因素者；合并肝功能损伤，合并白细胞或血小板减少；合并心脏病等。少数病例GD合并甲状腺高功能腺瘤或毒性结节性甲状腺肿，可以选择放射性碘治疗。

放射性碘治疗甲亢的禁忌证包括：妊娠、哺乳；确诊或临床怀疑甲状腺癌；不能遵循放射性治疗安全指导；在未来6个月内计划妊娠的女性。妊娠第10周和第11周时胎儿暴露于^{131}I可能导致新生儿甲减，增加智力下降和（或）患癌的风险。对于哺乳期妇女，应在停止哺乳后至少6周，最好是3个月，以确保乳房中增加的钠-碘同向转运体（NIS）活性恢复正常水平，保证^{131}I不在乳腺组织积聚。^{131}I治疗后不宜再哺乳。育龄女性在^{131}I治疗前，应注意排除妊娠。GD甲亢伴中重度活动性或威胁视力的活动性突眼患者，不建议^{131}I治疗。

3.治疗方案和疗程

^{131}I治疗GD甲亢前应充分告知患者治疗方案的优缺点，在患者签署知情同意书后进行。治疗前低碘饮食至少1～2周，以避免影响^{131}I的摄取。对没有控制的甲亢，^{131}I治疗之前应用ATD治疗，使甲亢病情相对稳定，以减少治疗后甲状腺毒症加重的风险。治疗药物首选甲巯咪唑，^{131}I治疗前至少停用3d。对合并严重基础疾病的患者应在^{131}I治疗前给予相应的治疗。

目前多采用单次剂量法服药。确定^{131}I剂量的方法有3种：计算剂量法或个体化剂量方案、半固定剂量法和固定剂量法（^{131}I 370～740MBq）。无论采用哪种方法，都应该根据患者的具体情况进行剂量的调整。比如，甲状腺较大、病程较长、长期ATD治疗效果不佳或者首次^{131}I治疗疗效差或无效等，应该适当增加剂量。而年龄小、病程短、甲状腺小、没有进行任何治疗的患者，可能要减少剂量。

口服^{131}I后一般在2～3周后逐渐出现效果，所以一般患者可在治疗后1～2个月内随访，初步评估疗效1。如治疗前病情较重、治疗后病情有明显变化，应密切观察，随时复诊。^{131}I治疗3～6个月后，持续TSH抑制、FT_3和FT_4正常的患者可不立即再次^{131}I治疗，应密切监测甲功判定甲亢或甲减。如果甲亢未缓解，根据病情需要，可再行^{131}I治疗。再次治疗时，对无效或加重以及伴有并发症患者，治疗的目的是消除甲亢，所以可适当增加^{131}I剂量。

4.不良反应

大部分GD甲亢患者^{131}I治疗后无不适反应，早期反应发生在^{131}I治疗后几天内，表现有食欲减退、皮肤瘙痒、甲状腺肿胀等，可以暂观察。如果为放射性甲状腺炎，可以服用非甾体抗炎药，如果疼痛不缓解，也可以应用糖皮质激素。如果甲状腺毒症症状加重，特别是老年患者和有并发症的患者，建议应用β肾上腺素能受体阻滞剂，重症也可以在^{131}I治疗后3～7d开始ATD药物治疗。^{131}I治疗后出现甲减是不可避免的结果，如果出现甲减，可能需要终身L-T_4治疗。GD甲亢患者^{131}I治疗后，有诱发突眼或突眼加重的可能性，是否发生取决于自身的因素，如GD突眼的易感性、吸烟等，或者病情的进展，如眼病处于活动期、出现了甲减并且没有及时治疗。轻度活动性GD突眼患者^{131}I治疗后可短期应用糖皮质激素，以减少突眼加重的可能性。^{131}I治疗后，要定期监测甲功，及时发现甲减并服用L-T_4治疗。^{131}I治疗很少诱发甲状腺危象。^{131}I没有增加总体癌症的风险，然而有增加甲状腺癌、胃癌和肾癌发生风险的趋势，需要进一步观察。

5.放射防护

治疗GD甲亢的常用^{131}I剂量，对患者自身、周围人群和环境无明确的辐射危害。但是根据辐射防护原则，应向患者提供安全指导建议。^{131}I治疗后2周内，避免与婴幼儿及妊娠妇女密切接触。对于育龄患者，^{131}I治疗后半年内，要采取避孕措施。男性患者需推迟3～4个月，以便精子的再生。无论男性还是女性患者，一旦甲状腺功能正常，生育能力和后代发育与一般人群相似。

（三）手术治疗

GD甲亢手术治疗虽然是经典的三大治疗方法之一，但因创伤性的治疗手段可引起多种并发症，术后多年仍可复发或出现甲减，所以目前临床很少使用。

1.适应证和禁忌证

下述GD甲亢患者可以考虑手术治疗：甲状腺有压迫症状或甲状腺肿大明显（≥80g）者；伴胸骨后甲状腺肿者；伴甲状腺恶性肿瘤者；合并甲状旁腺功能亢进需要手术治疗者；长期服药无效、停药后复发，尤其是TRAb水平特别高、不愿长期服药和做^{131}I治疗者；多次^{131}I治疗后仍有甲亢者；中重度活动性GO者。

禁忌证包括：严重或发展较快的GO；合并较重心、肝、肾、肺疾病，全身状况差不能耐受手术者；妊娠早期及晚期。

2.术前准备

术前应用ATD使甲状腺功能达到正常，应用β肾上腺素能受体阻滞剂控制症状，保持心率＜80次/分。于术前10～14d开始加服卢戈氏液（8mg碘/滴），每次5～7滴（0.25～0.35mL），每日3次，可减少甲状腺血流，以减少术中出血。术前应评估血清钙及25-羟维生素D水平，并可适当预防性补充。在特殊情况下，如急需手术治疗，而术前甲状腺功能无法达到正常，可足量应用β肾上腺素能受体阻滞剂、复方碘溶液和糖皮质激素等。

3.手术方式及并发症

既往采用甲状腺次全切除术，两侧各留下2～3g甲状腺组织，甲亢的治愈率只有70%。目前推荐行甲状腺近全或全切除术，甲亢的复发率几乎为零。手术常见并发症包括甲状旁腺功能减退（暂时或永久）导致的低钙血症、喉返或喉上神经损伤（暂时或永久）、出血、麻醉相关的并发症、甲减等。术后，应检测血清钙及甲状旁腺激素的水平，及早发现低钙血症，根据术后6h及12h的血钙变化趋势可预测术后的血钙水平，根据检验结果补充钙或骨化三醇，或经验性预防性补充。由经验丰富的医生完成手术发生上述并发症的概率明显减少。甲状腺近全或全切除术的目的是消除甲亢，所以甲减是不可避免的结果，术后可以根据甲功结果决定是否应用L-T_4治疗及选择剂量。甲状腺危象可能在手术、麻醉或对甲状腺的操作后发生，术前应用ATD使甲功维持正常，能在一定程度上预防甲状腺危象的发生。

（四）其他治疗

1.一般治疗

适当休息，补充足够热量和营养，包括碳水化合物、蛋白质和B族维生素等；限制碘的摄入；精神紧张、不安或失眠者，可给予镇静剂。

2.β肾上腺素能受体阻滞剂

β肾上腺素能受体阻滞剂可解除儿茶酚胺效应，作为甲亢初治期的辅助治疗，用于有甲亢症状的年长患者、静息心率超过90次/分或合并心血管疾病的患者。有多种药物可供选择。非选择性β受体阻滞剂普萘洛尔（10～40mg，每天3～4次）还具有抑制T_4转换为T_3的作用，在甲状腺危象时首选，但支气管哮喘或喘息型支气管炎患者禁用。

3.碘剂

碘化钾饱和溶液（SSKI）或卢戈氏液（Lugol's Solution，8mg碘/滴）用于术前准备和甲状腺危象。其作用为减少甲状腺血流，阻抑碘的有机化和甲状腺激素合成（Wolff-Chaikoff效应），同时抑制甲状腺激素释放和外周T_4向T_3转换，但属暂时性，于给药后2～3周内症状减轻，继而使甲亢症状加重，并延长ATD的治疗时间。一项研究显示，碘化钾联合ATD治疗CD有益。一项随机对照试验（RCT）发现每日碘化钾38mg和甲巯咪唑15mg联合治疗控制甲亢的效果好于单独使用甲巯咪唑30mg，发生的不良反应更少。

4.碳酸锂

碳酸锂可抑制甲状腺激素分泌，短期用于ATD不能耐受者。碳酸锂常用量300～450mg/d，每8小时1次。用药期间注意监测血锂浓度，维持血清锂浓度在1mEq/L。本药久用后失效。

5.地塞米松

地塞米松可抑制外周组织T_4转换为T_3，有抑制免疫作用。地塞米松每次2mg，每6小时服用1次。严重地威胁生命的甲状腺毒症，同时使用地塞米松、SSKI和PTU能迅速降低血清T_3水平，在24～48h内恢复正常。

第四节　亚临床甲状腺功能亢进症

一、概述

亚临床甲状腺功能亢进症（以下简称亚临床甲亢）是指血清FT_4和FT_3浓度在正常参考范围之内，而血清TSH水平低于正常参考范围的下限，并排除其他引起血TSH降低的原因。根据TSH被抑制的程度，亚临床甲亢可分为轻度（1级）和重度（2级）两种，前者指TSH水平在0.1～0.4mIU/L之间，后者指血清TSH＜0.1mIU/L。

二、病因

亚临床甲亢可分为外源性和内源性。前者主要是由外源性甲状腺激素治疗过量所致，其最常见病因是甲状腺功能减退患者口服左甲状腺素过量，或者分化型甲状腺癌患者口服超生理剂量的甲状腺激素抑制TSH治疗，这两种情况占外源性治疗过量患者的20%～40%。而内源性亚临床甲亢则是由于内源性甲状腺激素轻度增多，最常见病因为Graves病、毒性多结节性甲状腺肿和甲状腺毒性结节，患病率为0.7%～9%（表4-5）。

三、流行病学

据一项研究发现，在24337名被调查者中共有0.9%的患者诊断为亚临床甲亢，在1525名服用左甲状腺素的患者中有20.7%的患者存在亚临床甲亢。另一项在我国进行的横断面研究发现，在轻度碘缺乏区、碘充足地区和高碘地区分别对1103人、1584人和1074人进行筛查甲功，结果发现亚临床甲亢的患病率分别为3.7%、3.9%和1.1%。

表4-5　亚临床甲亢（或者TSH水平下降）的原因

持续性亚临床甲亢
内源性
Graves病
桥本甲状腺炎
毒性甲状腺腺瘤
毒性结节性甲状腺肿

续表

外源性
甲状腺激素替代治疗过量
甲状腺激素抑制治疗
暂时性亚临床甲亢
口服抗甲状腺药物或放射性碘治疗显性甲亢初始期
亚急性甲状腺炎、无痛性甲状腺炎和产后甲状腺炎
其他原因
垂体或下丘脑功能减退
心理疾病
药物
严重的非甲状腺疾病
妊娠（尤其在妊娠12周之前）
种族差异，如黑人
吸烟

例如，在日本的高碘地区，医院患者中亚临床甲亢主要由Graves病所致。在我国高碘地区也发现，亚临床甲亢患者甲状腺自身抗体的阳性率要显著高于碘缺乏地区H。所以在高碘地区自身免疫因素是导致亚临床甲亢的主要原因，而作为甲状腺自主分泌性疾病，毒性多结节性甲状腺肿和甲状腺毒性结节在碘缺乏区和老年患者中较为常见。

因为亚临床甲亢的实验室检查仅表现为TSH水平的异常，在诊断持续性亚临床甲亢之前，需除外导致TSH水平被暂时性抑制的原因，如亚急性甲状腺炎、无痛性（silent）甲状腺炎和产后甲状腺炎。

四、不良影响

（一）TSH分泌的抑制

血清TSH和FT_3、FT_4水平之间的负反馈关系呈对数线性，因此内源性甲状腺激素轻度增加或者外源性甲状腺激素稍微过量都会使TSH水平降至正常水平以下，当FT_3、FT_4水平高于甲功正常人群的平均值，但是仍在各自的正常参考范围内，即可出现TSH的下降。因此，目前TSH被认为是评估甲状腺功能状态的最敏感的指标（需除外垂体或下丘脑疾病）。

（二）心房纤颤

两项大型的前瞻性研究证实，亚临床甲亢可使老年患者心房纤颤发病风险增加2～3倍。Collet等所做的一项荟萃分析比较了亚临床甲亢和心房纤颤之间的关系，该分析纳入了5项前瞻性的队列研究，包括7901名甲功正常者和810名亚临床甲亢患者，平均随访期限为8.8年。结果表明，与甲功正常者比较，亚临床甲亢患者心房纤颤的发病风险明显增高；对亚临床甲亢患者进行亚组分析，TSH＜0.1mIU/L的患者同TSH水平在0.1～0.40mIU/L的患者相比较，心房纤颤的发生率更高，并且这种差异不受年龄、性别及之前是否患有心血管疾病的影响。对于以心房纤颤为首发症状的患者应警惕亚临床甲亢的可能，此类患者经抗甲状腺治疗后心房纤颤可以缓解。

（三）心力衰竭

亚临床甲亢可使患者心率增快、左室容积扩张、心肌收缩力增强，导致舒张延迟，发生房性心律失常。Gencer等在一项研究中分析了亚临床甲亢和心力衰竭事件之间的关系，对648名亚临床甲亢患者进行了平均时间为10.4年的随访，比较TSH水平小于0.1mIU/L与TSH在0.1～0.4mIU/L的患者心力衰竭的发病风险，结果发现前者心力衰竭的发病风险明显增加，在校正了混杂因素并排除了既往有心力衰竭或心房纤颤病史的患者以后，结果仍然相同。另一项研究证实，心力衰竭是亚临床甲亢导致心血管疾病死亡率增加的首要病因，并且经过年龄分层分析后发现，心血管不良事件主要发生在65岁以上的老年人。

（四）心血管疾病死亡率

亚临床甲亢有可能和心血管死亡率增加有关。但是目前的临床数据结果并不一致。一项病例对照研究表明，1191名60岁以上未服用甲状腺激素的老年人，同正常的对照组比较，亚临床甲亢患者5年死亡率增加。在一项大型的病例对照研究证实，剔除混杂因素后，与甲功正常者相比，亚临床甲亢患者全因死亡率明显增加，随着TSH水平的下降，死亡风险每5年增加137%。在老年患者当中，低TSH和高FT_4水平与多种不良结局有关，其中就包括死亡率。有研究发现，与甲功正常者相比，在接受甲状腺激素替代治疗导致亚临床甲亢患者，TSH水平在0.03mIU/L以下者心血管事件增加，危险比为1.37，而TSH水平在0.04～0.4mIU/L之间的患者未发现心血管事件发病风险增加。

（五）脑卒中

脑卒中是由显性甲亢引起心房纤颤导致的潜在并发症之一。此外，甲亢本身也与机体高凝状态有关。但是关于亚临床甲亢和脑卒中风险之间的关系，目前研究结果不尽相同。一项荟萃研究证实，同甲功正常者相比，亚临床甲亢患者的脑卒中风险并不增高。然而丹麦的两项研究均发现亚临床甲亢患者脑卒中风险增加。

（六）认知和生活质量

关于亚临床甲亢和老年性痴呆的发病风险目前还存在争议。一项系统性回顾证实，亚临床甲亢或者TSH在正常参考值的下限和认知障碍或老年性痴呆之间存在相关性。随后，在韩国进行的另一项前瞻性研究表明，低TSH水平是认知障碍和老年性痴呆的独立危险因素。但是两项前瞻性研究并未发现低TSH水平与认知障碍和老年性痴呆之间存在关联。有研究证实，尽管老年性痴呆在亚临床甲亢人群中的发病风险增高，但是其与TSH浓度之间并无相关性。因此，还需要更大样本量的前瞻性研究和更长时间的随访来证实两者之间的关系。

（七）骨和矿物质代谢

甲状腺激素可以刺激骨吸收，显性甲亢患者骨转换增加，骨质疏松和骨折发病风险增加。但是亚临床甲亢对骨矿代谢的影响目前还存在争议。关于亚临床甲亢对骨密度的影响，目前研究结果不尽相同，但大多数研究表明，内源性亚临床甲亢会导致绝经后女性骨密度下降，特别是在富含皮质骨的区域，而在绝经前女性则未发现这一效应。外源性亚临床甲亢是否会导致骨密度下降目前研究结果并不一致，在一项包含了686名65岁以上老年女性的队列研究发现，经过将近4年的随访，外源性亚临床甲亢患者中，当TSH水平在0.1mIU/L以下时，会出现椎骨和髋骨骨密度的下降。此外有研究证实，应用外源性甲状腺激素的剂量每天超过1.6μg/kg时会出现骨密度下降的副作用。亚临床甲亢对骨折风险的结果也存在争议，据一项前瞻性研究证实，与甲功正常者相比较，65岁以上患亚临床甲亢的老年男性髋骨骨折的发病风险明显增加，但对于老年女性患者，两者之间并无明显关联。在TEARS研究中发现，虽然亚临床甲亢患者骨折发病风险增加，但骨折发病风险和TSH水平之间并无相关性。而另一项病例对照研究表明，在老年女性患者中，单次测量TSH水平下降与长期的髋骨骨折发病风险增加相关，这项大型研究阐明了TSH水平、低TSH持续时间与骨质疏松导致的骨折之间的相关性，并且这种联系与年龄、性别有关。一项荟萃分析研究证实，亚临床甲亢患者髋骨骨折和非椎骨骨折的发病风险明显增加，并且没有性别差异，其中TSH水平小于0.1mIU/L的患者骨折发病风险更高。

五、诊断

亚临床甲亢的诊断应包括以下几个方面：

（1）甲状腺激素分泌过量的临床症状和体征。

（2）详细询问病史和用药史，以除外导致暂时性TSH水平下降的原因。

（3）经典的实验室检查。TSH水平持续低于正常值下限（TSH值应2～3个月内再次进行检测）；FT_3、FT_4水平在正常参考值范围内；甲状腺自身抗体的测定。

（4）^{131}I摄取率。

（5）甲状腺彩色多普勒超声检查和核素扫描有助于甲状腺结节和腺瘤发现。

（6）评估亚临床甲亢的心血管疾病风险。

（7）评估老年亚临床甲亢患者骨病的风险。

六、鉴别诊断

有许多其他原因也会导致TSH水平的下降，如某些严重的非甲状腺慢性疾病和心理疾病；某些药物如大剂量的类固醇激素、多巴胺、多巴酚丁胺、生长抑素类似物和胺碘酮等也会导致亚临床甲亢甚至显性甲亢的发生；垂体功能减退也会表现为持续性TSH水平下降，但该病会同时合并游离甲状腺激素水平降低或在正常值的下限；甲亢治疗的恢复期会出现TSH水平降低同时合并正常水平的FT_3、FT_4；怀孕的女性在妊娠的T_1期（妊娠1～12周）可表现为TSH水平的下降；有1%～3%的年龄在60岁以上的老年人监测TSH水平小于0.4mIU/L，并且由于垂体分泌TSH水平下降，对TRH的刺激反应下降，老年人外周组织T_4向T_3转换减少，可导致FT_3水平的降低。

七、治疗与药物应用

目前评估亚临床甲亢患者TSH恢复正常后对于生活质量、心血管和骨病发病风险的潜在获益的临床研究还较少。有些研究证实，针对重度亚临床甲亢患者，选择具有心脏高选择性的β受体阻滞剂，或者应用抗甲状腺药物可以改善症状、减慢心率和减少室上性心动过速等心律失常的发作。一项前瞻性研究证实，亚临床甲亢患者通过治疗甲功恢复正常后，超声心动图的各项心脏参数有明显改善。然而，目前还缺乏关于亚临床甲亢控制后是否能够减少心房纤颤以及其他心血管事件发病风险的长期的前瞻性的对照研究。在患亚临床甲亢的绝经后女性人群中进行的前瞻性研究发现，经过抗甲状腺药物或者放射碘治疗，1年后其骨密度有了明显增加，股骨颈和腰椎骨密度分别增加了1.9%和1.6%，而未治疗的女性其骨密度则持续性下降。但是还没有研究证实治疗亚临床甲亢是否能减少骨折发病风险。

外源性亚临床甲亢治疗：在分化型甲状腺癌危险分层为低危的患者，口服甲状腺激素抑制治疗的目标是尽量维持TSH水平在正常范围，因为TSH抑制治疗并不影响这些患者的最终结局。而对于中危和高危的甲状腺癌患者，长期接受超生理剂量的甲状腺激素治疗时，应注意评估分化型甲状腺癌复发的风险与甲状腺激素治疗的副作用风险，权衡利弊后制定TSH抑制治疗的个体化目标。比如，对于老年人而言，应平衡TSH抑制治疗抑制癌症复发的获益和亚临床甲亢带来的心血管疾病发病风险的增加两者之间的关系；而对于年轻患者而言，可口服β受体阻滞剂预防或者拮抗长期TSH抑制治疗导致的心脏方面的副作用，并根据心率调整剂量。

内源性亚临床甲亢治疗：2015年欧洲甲状腺协会制定了内源性亚临床甲亢的最新诊疗指南（下文简称指南），其中关于内源性亚临床甲亢的治疗指征包括：

（1）对于65岁以上重度（血清TSH<0.1mIU/L）亚临床甲亢患者，建议采取治疗措施，以避免出现相关的各种潜在风险，如进展为显性甲亢、总死亡率增加、心房纤颤、髋骨骨折、非椎体骨折等。

（2）对于65岁以上轻度（TSH水平在0.1～0.4mIU/L之间）亚临床甲亢合并以下疾病之一的患者：心脏疾病、糖尿病、肾衰竭、既往有脑卒中病史或短暂性脑缺血发作、左房增大、心力衰竭、冠心病、心脏瓣膜病、冠状动脉或外周动脉疾病。

（3）65岁以下重度（血清TSH<0.1mIU/L）亚临床甲亢患者，如果亚临床甲亢为持续性或者有甲状腺激素过多的症状，特别是监测TRAb持续阳性和（或）吸碘率增高。

（4）65岁以下合并有心血管危险因素或心血管疾病的重度亚临床甲亢患者。对于65岁以下无症状的轻度（TSH水平在0.1～0.4mIU/L之间）亚临床甲亢患者，应注意随访监测但不推荐进行治疗，因其进展到显性甲亢的风险较低，且有自发缓解的可能，显示不良结局的证据较弱。对于部分65岁以下的轻度亚临床甲亢患者，虽然甲状腺超声未见异常，甲状腺核素扫描正常，心率和心电图正常，骨密度正常并且无心血管和骨骼疾病危险因素，但推荐接受随访观察，可以在每6～12个月检测甲功，或一旦出现临床改变立即检测。

针对病因学的治疗，指南还提出，对于年轻的重度（血清TSH<0.1mIU/L）和65岁以上的轻度（TSH水平在0.1～0.4mIU/L之间）亚临床甲亢患者，若病因为Graves病，口服抗甲状腺药物可以作为首选治疗，有证据表明40%～50%的显性甲亢患者接受抗甲状腺药物治疗12～18个月后Graves病的病情有所缓解。此外，为防止患者心脏病复发，抗甲状腺药物不能耐受者可以考虑放射性碘治疗；对于65岁以上合并心脏疾病的重度亚临床甲亢患者，因为发生心血管事件的风险较高，推荐选择抗甲状腺药物或者放射性碘治疗控制亚临床甲亢。

病因为结节性甲状腺肿或毒性甲状腺腺瘤的患者，由于可能患有持续性的亚临床甲亢，对于65岁以上的轻度和重度亚临床甲亢患者，推荐首选放射碘或手术治疗，应警惕过量碘摄入后进展为显性甲亢的可能；如果患者为失禁的老人，养老院患者合并有甲状腺肿持续增大甚至压迫症状，若放射碘治疗不可行，可考虑长期低剂量的抗甲状腺药物治疗。

亚临床甲亢患者出现以下情况，如巨大甲状腺肿、压迫症状、伴随甲状旁腺功能亢进或怀疑甲状腺恶性肿瘤，推荐手术治疗；对于重度亚临床甲亢患者因缺乏条件或其他因素无法接受放射碘治疗，推荐全甲状腺切除治疗。

八、预后

亚临床甲亢患者可以进展为显性甲亢，部分患者甲功可自行恢复正常，血清TSH被抑制程度是预测亚临床甲亢进展为显性甲亢的最佳指标。

轻度亚临床甲亢进展为显性甲亢的自然病程目前尚不清楚，在TEARS研究中，对2024名患者进行随访，7年后大约0.7%的患者发展为显性甲亢。据2项前瞻性研究经过长期随访证实，25%～50%的轻度亚临床甲亢患者恢复正常。而每年有5%～8%的重度亚临床甲亢的患者进展为显性甲亢，TSH在0.1mIU/L以下时与显性甲亢之间存在相关性。

目前还不确定亚临床甲亢的潜在病因是否是进展为显性甲亢的预测因素。大多数患Graves病的亚临床甲亢患者最终结局发展为显性甲亢或者TSH恢复正常，一直维持原状的可能性较小。有一项研究评估了病因为Graves病的亚临床甲亢患者5年的自然病程，发现对于65岁以下的患者而言，通常在发病后的第一年是发展为显性甲亢的发病高峰，应激和怀孕可以加速这一进程。由自身免疫因素导致的亚临床甲亢，如果TSH水平自发地恢复正常，通常说明患者合并短暂的甲状腺炎或者轻度Graves病。在多结节性甲状腺肿患者中，如果患有亚临床甲亢，这种状态会持续很长时间，特别是在碘缺乏地区。而在非碘缺乏地区，每4～5年大约有10%的患者由非毒性结节性甲状腺肿进展为毒性结节性甲状腺肿。此外，在碘缺乏区，病因为毒性结节性甲状腺肿的重度亚临床甲亢患者通常会进展为显性甲亢，尤其是在补碘治疗或者应用含碘造影剂（碘源性甲亢）之后。

第五节　甲状腺危象

一、概述

甲状腺危象也称为甲状腺毒症危象，是一种罕见的、可危及生命的，以极度加重的甲状腺毒症为主要表现的临床综合征。本病不常见，但病死率很高，主要表现为非常严重的甲状腺毒症，包括高热、心动过速、脱水、腹泻、精神错乱等。

二、流行病学

近年随着诊断和治疗水平的提高、甲亢患者手术前的充分准备，本病的发病率逐渐降低，仅占甲亢住院患者的0.1%～2.0%，可在任何年龄发生，老年人较多见。本病女性多见，可在1年中的任何季节发生。

三、病因

甲状腺危象通常发生于以下两种情况：一种情况是患者已经存在明显（偶发，亚临床型）甲亢症状，同时合并有其他疾病（如上呼吸道、胃肠、泌尿道及皮肤感染，分娩和应激，如严重的情绪紧张、过度劳累、高温、饥饿、过敏、洋地黄中毒、心绞痛、心力衰竭、糖尿病酮症酸中毒、低血糖、高血钙、肺栓塞等）或创伤（主要是在颈部区域，如甲状腺活体组织检查以及过多或过重触摸甲状腺，甚至有报道颈部超声检查后诱发），加重原有的甲状腺毒症；另一种情况是甲状腺激素分泌骤然增加，常见于甲状腺术后（特别是因Graves病或自主高功能甲状腺腺瘤而行的甲状腺切除术）、突然停用碘化合物、放射性碘（^{131}I）治疗等。大多是由于甲亢患者没有得到充分的治疗，或自行停止抗甲状腺药物治疗，或没有控制的甲亢患者接受了手术。

此外，也有少见原因出现甲状腺危象。有个案报道有机磷中毒后可出现甲状腺危象，同样情况如神经毒素的暴露、应用化疗药物如索拉非尼等所致也有报道。其他报道中发现，本病与癫痫持续状态、卒中、双侧基底节梗死等疾病的发生有关。甲状腺危象也会导致高凝状态下血栓形成。罕见报道本病与葡萄胎、垂体分泌TSH瘤、亚急性甲状腺炎、甲状腺癌的转移及甲状腺激素补充过量有关。

四、发病机制

甲状腺危象的临床表现与甲状腺激素水平并无明显联系，但甲状腺危象患者比甲亢患者有更多儿茶酚胺结合位点。通常的解释是肾上腺素受体的有效性增加及甲状腺激素与甲状腺激素结合球蛋白（TBG）的结合下降同时存在，应激事件触发儿茶酚胺释放，最终导致甲状腺危象。

妊娠和产后甲状腺危象发生风险更高。一方面，妊娠特有的高凝状态可能因甲状腺毒症加重；另一方面，产后免疫系统调控的改变可能会导致新发的自身免疫性甲状腺功能亢进或甲亢复发。

近年，随着放射性碘治疗的普及，偶有严重甲亢患者治疗后出现甲状腺危象的报道。然而，控制性应用^{131}I治疗甲亢已经被证明是安全且有效的措施，而不用担心出现甲状腺危象，同时应使用β受体阻滞剂用于缓解症状。

此外，外部放射疗法治疗颈部肿瘤可能会导致甲状腺滤泡破裂，随后渗漏大量甲状腺激素进入全身血液循环，促发甲状腺毒症危象。

五、临床表现

没有甲状腺疾病病史的患者，应注意有无近期颈部创伤。部分患者可出现淡漠型甲状腺毒症的临床表现。本病在大多数情况下表现为多器官功能衰竭。主要受甲状腺激素分泌过多影响的器官包括心脏、神经系统、胃肠道和肝脏。发热也是该病的一大特征。

本病通常有上述的甲状腺疾病病史和诱发因素存在，如高热（体温常在39℃以上）、大汗淋漓、呼吸急促及呼吸困难、皮肤充血等。值得注意的是，感染通常是甲亢危象最常见的诱因。然而，当患者出现甲状腺毒症合并感染时，发热、心动过速等症状常常无法判断是感染所致还是本病所致。与感染不成比例的发热以及过度出汗可作为判断本病的线索。

（一）精神神经系统症状

过度焦虑，烦躁不安，谵妄甚至昏迷，周身广泛地震颤，以神经系统功能障碍为主要表现的甲状腺毒症患者更要格外注意是否会进展为甲亢危象。这些合并中枢神经症状的甲状腺毒症危象预后更差，如合并焦虑、情感障碍、昏迷等神经系统症状常提示患者存在代谢性脑病可能，也可作为进一步确诊的依据。有研究表明，在MRI下发现脑病可能与边缘叶脑炎有关。

（二）循环系统症状

各种快速型心律失常（心率常达140次/分以上），常见心房颤动等房性心律失常。充血性心脏功能衰竭甚至心源性休克，有心脏基础疾病的老年人中更为常见。甲状腺毒症危象可在心肌梗死时发生，病因可能是可逆转的扩张型心肌病。心脏收缩与舒张压的比值升高。大多数患者可伴有收缩期的高血压及水冲脉，部分血容量减少的患者可出现直立性低血压。

（三）消化系统症状

食欲缺乏、恶心、呕吐、腹泻、急性腹痛、小肠梗阻或弥漫性腹痛、出血、脾大及各种肝功能异常。肝细胞可能因充血、坏死变得更加敏感，黄疸常常是预后不良的征象。

六、实验室检查

（1）血清FT_4和FT_3浓度升高超过正常参考范围和TSH水平显著降低（<0.1mIU/L）。甲亢危象患者血清中的FT_4和FT_3浓度可与普通甲亢近似，并不一定比单纯性甲状腺毒症患者的水平更高，其中原因尚不清楚。

（2）轻到中度的高血糖，可能因肝糖分解增加、儿茶酚胺抑制胰岛素的释放所致。乳糖继发性增加以减弱肝脏对乳糖的清除。

（3）本病可致肾衰竭和横纹肌溶解。

（4）白细胞在无干扰或无血液系统疾病的情况下也可能有轻微变化。

（5）血电解质通常在正常范围，但轻度的高钙血症比较常见，这可能是血液浓缩和甲状腺激素促进骨吸收共同作用的结果。

（6）血清胆红素（很少伴有黄疸）和转氨酶的轻度升高以及总胆固醇下降也较常见。血清碱性磷酸酶水平的升高可能性是骨代谢增加和肝功能异常所致。

（7）血皮质醇水平较正常升高，即使皮质醇水平在正常范围内也是相对偏低的，Graves病患者应警惕是否合并Addison病可能。因此，在应用类固醇激素前应测定皮质醇的基线水平，即使在没有明显的肾上腺皮质功能低下的情况下甲亢危象患者的肾上腺储备功能也可能是偏低的，这主要是因为甲状腺毒症所致皮质醇的清除速率增加。

（8）血凝异常，抗凝血酶缺乏和Ⅷ因子水平增加，有时会诱发弥散性血管内凝血。

七、诊断

（1）甲亢未予治疗或者未充分治疗病史。

（2）感染、手术、创伤、精神应激等诱因。

（3）临床表现为高热、大汗、心动过速（>140次/分）、烦躁、焦虑不安、谵妄、恶心、呕吐、腹泻，严重患者有心力衰竭、休克、昏迷等症状。

（4）实验室符合甲亢。

八、治疗与药物应用

临床高度怀疑甲状腺危象及有危象前兆者应按甲状腺危象处理。

（一）减少甲状腺素的合成和分泌

1.抗甲状腺药物

首选丙硫氧嘧啶（PTU），因为它不仅阻断甲状腺T_3、T_4的合成，同时阻断外周组织T_4向T_3的脱碘转化，因此减少了循环T_3的浓度，同时该药起效快，比MMI能更快减轻甲状腺毒症症状。用量：首剂600mg口服或经胃管注入，继之200mg，每8小时1次；每天剂量可达1000mg。国外也有教材推荐PTU200～250mg，每4小时1次；或者甲巯咪唑（MMI）20mg，每4小时1次。抗甲状腺药物发生单纯的皮疹可不停用PTU或MMI。

2.碘剂

抗甲状腺药物能阻断甲状腺T_3、T_4的合成，但不能阻断已合成的T_3、T_4释放入血，可应用碘剂（无机碘）来阻断。用法：使用ATD 1小时后使用碘剂。通常予卢戈氏液（10滴，每天3次）或饱和碘化钾溶液（5滴，每天3次或8滴，每天4次）口服，大剂量碘剂可有效阻断甲状腺球蛋白酶的水解，抑制T_3和T_4的释放入血。需要注意的是，碘剂必须在服用抗甲状腺药物1小时后口服。过早服用碘剂可增加T_3和T_4的合成，因此会增加T_4和T_3合成，延长甲状腺毒症的持续时间。碘剂和抗甲状腺药物可以使循环T_3和T_4的浓度在数天内逐渐下降，并在5～7天内基本恢复正常。个别文献报道在甲亢危象患者中应用卢戈氏液出现严重的十二指肠局部出血，这可能与应用剂量较大有关。因此，在临床实践中应注意有无消化道的出血表现。

国外也有教材提示，可予以含碘的脂溶性造影剂来抑制甲状腺T_3、T_4的释放，如碘铂酸钠或碘铂酸盐。该药使其有机结合碘脱碘，阻断血T_3、T_4的释放，同时阻断外周组织T_4向T_3的转换。该药可迅速起效。用法：通常予2g的负荷剂量，后改为每天1g。

对于碘过敏的患者，锂剂可作为阻断T_3、T_4合成的备选药物。对于应用抗甲状腺药物有不良反应的患者，也可应用锂剂作为备选。用量：起始剂量为每6小时300mg，根据血液锂浓度调整维持剂量，维持血锂浓度在1mEq/L。

3.β受体阻滞剂

无心力衰竭者或心力衰竭被控制后可使用β受体阻滞剂。用法：首选普萘洛尔（1～2mg静脉给药或40～80mg每8小时口服给药）。原因是它能选择性地与β肾上腺素能受体结合；同时减少外周组织T_4向T_3转换，降低周围组织对甲状腺激素的反应。用药后心率常在数小时内下降，继而体温、精神症状、心律失常均可有明显改善。严重的甲状腺毒症危象患者可出现高排出量性心力衰竭，β受体阻滞剂可进一步减少心脏排出。但对于心脏储备功能不全、心脏传导阻滞、心房扑动、支气管哮喘等患者应慎用或禁用。使用洋地黄制剂心力衰竭已被纠正者，在密切观察下可以使用普萘洛尔。

（二）支持治疗

支持治疗主要包括补液、降温等。发热、恶心、呕吐可以导致体液丢失，通常予等渗盐溶液、5%或10%葡萄糖、维生素等静点扩容及提供营养支持。发热患者应立即应用退热药，推荐选择对乙酰氨基酚，不选择水杨酸类退热药。因为水杨酸类药物（如阿司匹林）可与T_3及T_4竞争结合甲状腺结合球蛋白（TBG）及甲状腺素运载蛋白（TTR），因此增加血清游离T_3、T_4的浓度，而加重甲状腺毒症的症状。此外，也可应用物理降温，如酒精棉球擦拭、冰袋或冰毯降温等。高热者，必要时可行人工冬眠（哌替啶100mg、氯丙嗪及异丙嗪各50mg，混合后静脉持续泵入）。也有学者提倡应用苯巴比妥达到镇静效果，并可通过加速甲状腺激素代谢，降低血清FT_4和FT_3浓度。代谢明显增高时应给患者吸氧。因高热、呕吐及大汗，易发生脱水及高钠血症，需补液及监测并纠正电解质紊乱。如存在充血性心力衰竭，可应用呋塞米、氢氯噻嗪和地高辛治疗，合并心房纤颤者地高辛的用量可适当增加，因为甲状腺毒症患者体内药物清除速率增快。此外，肝素治疗可应用于心房颤动患者。然而，本病患者可能出现肝素抵抗和促凝状态。

（三）糖皮质激素治疗

大剂量糖皮质激素通常根据经验给药，可阻断外周组织T_4向T_3的转换。对于已应用抗甲状腺药物治疗的患者中，糖皮质激素的效果可能不明显。用法：氢化可的松起始剂量静脉输注100mg，每6～8小时1次。起始剂量治疗数天后逐渐减量，也可以应用地塞米松或甲泼尼龙替代。如过早停用糖皮质激素可能使症状再次恶化。

（四）其他治疗

经上述治疗病情多在1～2d内明显改善，1周内恢复，此后碘剂和糖皮质激素逐渐减量直至停药。如果上述常规治疗效果不满意时，可选用腹膜透析、血液透析或血浆置换。有报道本病抢救成功后发生可逆性迟缓型四肢瘫痪，原因可能与甲状腺毒症、多发性神经肌病和糖皮质激素的应用有关。

第六节　甲状腺功能减退性昏迷

一、概述

甲状腺功能减退性昏迷（Hypothyroid Coma，HC）又称黏液水肿性昏迷（Myxedema Coma，MC），见于甲状腺功能减退症（Hypothyroidism，简称甲减）患者未经及时治疗而处于病情恶化、严重的阶段。典型临床表现是低体温（Hypothermia）、心源性休克（cardiogenic shock）以及昏迷。如果MC没有及时地治疗，最终将导致死亡。甲减昏迷是内分泌科的急症，需要于ICU病房治疗。以前，甲状腺功能减退性昏迷（HC）被定义为黏液水肿性昏迷，因为黏液水肿是其典型的并发症，表现为皮下组织的黏蛋白和葡萄糖聚氨糖的沉积物。因此，采用甲状腺功能减退性昏迷（简称甲减性昏迷）这个定义更为恰当。

二、流行病学

1879年，黏液水肿性昏迷被伦敦St.Thomas医院的Ord医生首次报道。1888年，伦敦临床学会的一篇报告描述了12例严重甲减患者，其中2例出现昏迷后死亡。值得注意的是，直到1953年才又有文献报道，随后有约200例被相继报道。黏液水肿性昏迷患者并不常见，仅占甲减住院患者的0.1%。年龄大于60岁的肥胖女性患者更容易出现（性别比例为4：1），有长期甲减病史，并且通常有甲减的典型的临床表现。一旦考虑，依据临床与实验室检查很容易诊断。尽管及时地给予左甲状腺素替代治疗，但是仍然有一半的患者最终死亡。

三、病因和发病机制

黏液水肿性昏迷多见于原发性甲减患者。甲状腺功能减退病理基础是甲状腺激素缺乏，若诊断及治疗不及时，可以进展到昏迷状态，某些诱因可促使本病的发生（表4–6）。

表4–6　常见诱因

因素	诱因
主要因素	低温
某些疾病	感染性疾病（主要是肺部感染），充血性心力衰竭，脑血管意外，胃肠道出血，低血糖症，低钠血症，低氧血症，高碳酸血症
药物	镇静药，止痛药，抗抑郁药，安眠药，麻醉剂
其他	外伤，手术，分娩

发病机制：大多数甲减性昏迷的患者已经有数月的甲减症状，昏迷突然发病是由于寒冷暴露、感染、其他系统疾病及前面所提到的药物。患者可能存在一段时期甲状腺疾病，无明显原因中断甲状腺激素治疗或接受放射碘治疗。检查颈部会发现外科手术的瘢痕，并且没有明显的甲状腺组织或甲状腺肿。黏液水肿性昏迷冬季比夏季易发生，低体温是主要的临床诱因。已经适应了的通气功能会因为并发肺部感染而进展为呼吸衰竭。同样地，经常发生在甲减性昏迷患者身上的其他异常情况，如低血糖症、低钠血症、低氧血症和高碳酸血症等，上述这些异常情况与昏迷的因果关系很难确定。在其他患者中，镇静药、止痛药、抗抑郁药、安眠药、麻醉剂等能引起或加重甲减性昏迷，原因在于它们能抑制呼吸。

药物诱发的甲减性昏迷很容易发生在住院患者中，因为这些药物比在院外更容易获得，而且患者们通常并不知道他们已患有甲状腺功能减退症。有些药物，如胺碘酮或者碳酸锂片，可以直接导致甲状腺功能减退或者甲状腺功能减退性昏迷。胺碘酮是一种抗心律失常药，富含大量的碘，因而引发5’–脱碘酶的抑制和碘阻滞效应（Wolff–Chaikoff效应）。碳酸锂通常用来治疗双相障碍（抑郁狂躁型忧郁症），它可以抑制甲状腺释放甲状腺激素，在服药前如果患者甲状腺自身抗体阳性，要谨慎使用。甲状腺切除术后或垂体切除术后的患者，不及时应用左甲状腺素替代治疗，可能数周就会出现甲减性昏迷。因此，甲状腺切除的患者应用左甲状腺素突然停药比无症状的慢性自身免疫甲状腺炎患者更容易发生甲减性昏迷。肿瘤患者应用高选择性酪氨酸激酶抑制剂治疗后，出现甲状腺细胞摄碘功能受损而导致严重甲状腺功能减退症，从而进展至昏迷。部分中国患者因食用生白菜而引起甲状腺功能减退性昏迷的情况已经被报道。十字花科植物富含葡萄糖异硫氰酸盐，它是含硫的有机阴离子与葡萄糖的结合产物，葡萄糖异硫氰酸盐分解产生的硫氰酸类化合物可以竞争性抑制碘的摄取。摄入大量的十字花科植物可以引起甲状腺肿和甲状腺功能减退症。

四、临床表现

（一）全身表现

黏液水肿性昏迷通常是一个由嗜睡到昏睡再到昏迷的过程，伴随着呼吸衰竭和低体温，所有的这些症状都会因使用抑制呼吸或其他中枢神经系统功能抑制剂而加重。很多患者都有严重的甲减的特征性表现，如皮肤干燥、粗糙、鳞状皮肤；稀疏的或毛躁的头发；眶周的部位、手和足有非凹陷性水肿（黏液性水肿）；巨舌；嘶哑；深部腱反射延迟。轻、中度到中、重度的甲减很常见。

（二）低体温

约3/4的患者有低体温，甚至体温低于26.7℃。由于甲状腺激素缺乏，机体基础代谢减低、产热不足，出现低体温，这一点应引起注意，并且可能是甲减性昏迷诊断的首要临床线索。相反，诊断也应考虑到严重的无发热型感染伴有意识障碍。患者的体温与其生存相关，温度低于32.2℃时预后最差，低血糖会进一步降低体温。

（三）呼吸系统症状

呼吸抑制在黏液水肿性昏迷的患者中很常见，其原因在于对于缺氧使呼吸驱动力的降低或对于高碳酸血症的通气反应降低。肺泡通气不足导致缺氧加重，并最终导致二氧化碳麻醉和昏迷。呼吸肌受损与肥胖可能会加剧肺换气不足。关于昏迷，主要原因似乎是抑制呼吸中枢对二氧化碳的反应，不论是中枢性呼吸抑制还是由于呼吸肌功能紊乱引起的，肺换气不足对于大多数需要机器辅助通气的甲减性昏迷的患者来说都是十分严峻的。严重甲减患者，损害呼吸的其他因素还包括胸腔积液或腹水，可减少肺容积；巨舌和鼻咽的黏液性水肿和喉部的空气流出道减少。尽管给予充分治疗，肺部损伤恢复依旧很慢。肺炎作为导致呼吸困难和甲减性昏迷的急性因素，它的发生更倾向于与甲减引起的气道高反应和慢性炎症反应相关。

（四）心血管系统症状

研究表明，典型的甲减性心脏病同样存在于甲减性昏迷患者中，并引起心脏增大，降低心肌收缩，心电图表现为低电压和心率缓慢。尽管心动过缓频繁发生，少数患者还是会呈现尖端扭转性心动过速。心室扩张和心包积液会造成心脏增大。心脏收缩力降低将导致低搏出量和低心排出量，但是充血性心力衰竭（Congestive Heart Failure，CHF）很少见。

甲减性昏迷的患者由于血容量降低会出现低血压，并且病程晚期会出现心力衰竭和休克。如果发生心力衰竭和休克，给予多巴胺等升压药物和甲状腺激素有治疗效果。依据低电压心电图心肌梗死将很难被排除，特别是还存在心包积液。此外，甲减改变LDH同工酶酶谱，并且提高所有磷酸激酶水平，但是大多数升高是在MM带（来自于骨骼肌）。

（五）胃肠道症状

神经源性的口咽吞咽困难与吞咽延缓有关，并且导致有吸入性肺炎的倾向和风险。肠道蠕动减少在甲减中很常见，在甲减性昏迷的患者中也会出现如麻痹性肠梗阻（Paralytic Ileus，PI）和巨结肠这种严重的症状。因此，患者出现厌食、恶心、腹痛、便秘、腹胀、腹水等，也很常见。胃排空延迟也会发生并成为一个很棘手的问题，因为它会造成口服药物吸收减少。

（六）肾脏症状和电解质

低钠血症与肾小球滤过率减低是黏液水肿性昏迷患者的常见表现。低钠血症是由于液体排出减少，造成输送液体的远端肾单位减少和抗利尿激素（Antidiuretic Hormone，ADH）分泌过多所致。尿钠排泄正常或增加，尿渗透压高于血浆渗透压，有可能导致膀胱收缩乏力、尿潴留。低钠血症可能引起昏睡和意识不清。

（七）神经精神系统症状

有甲减性昏迷的患者可能出现一段时间嗜睡、反应延迟、记忆力减退、认知功能障碍、抑郁症，甚至精神病的症状。25%的患者，因有中枢神经系统功能障碍、低钠血症或低氧血症，导致的脑血流量下降，可引起一过性或持续性昏迷。

（八）感染

感染可导致甲减性昏迷死亡率增高。感染初期往往由于甲减常见的低体温使感染无法检测，而变得复杂化。事实上，甲减性昏迷患者正常体温可作为潜在感染的线索。鉴于感染可能难以识别甚至完全被忽视，抗生素初始治疗会因此推迟或不使用。同样，患者几乎不出汗，其脉率趋于缓慢，这都可能会使医生忽略急性感染的可能。肺部感染加重甚至引起通气不足，并且由于神经性吞咽困难、半昏迷或癫痫发作引起的误吸使这些感染加重。在一个回顾性系列研究中，12/23例死于败血症，并与死亡率高度相关。这些因素可以用来解释为什么对所有甲减性昏迷的患者给予抗生素治疗。常为经验性的治疗。

五、实验室和特殊检查

由于血清游离甲状腺激素（Free Thyroxine，FT_4）和促甲状腺激素（Thyroid Stimulating Hormone，TSH）的定量检测需要一定的时间，到达急诊的患者除了检测血清TSH、FT_3、FT_4外，还应该在急诊做多项检查。动脉血气分析可以出现血氧降低、高碳酸血症以及可能出现的呼吸性酸中毒；实验室检查可以发现贫血、低钠血症、低血糖，还有肌酸激酶、乳酸脱氢酶、转氨酶以及胆固醇浓度增高；心电图可以描记出窦性心动过缓，低电压（与心包积液相关），QT间期延长，P波和T的倒置（与心肌缺血相关）；超声心动图能提示心包积液，其与心脏增大有关，心脏增大使得心室壁变薄，心排出量减少。

六、诊断和鉴别诊断

甲减性昏迷诊断：

（1）意识状态的改变：从定向障碍、昏睡到精神异常和昏迷。

（2）体温调节障碍：低体温，多发生在冬季，低环境温度使体温迅速下降，并且体温越低，预后越差。合并感染可无发热表现。

（3）有甲状腺功能减退症病史，有颈部甲状腺手术或放射碘治疗史，诱发因素包括寒冷、感染、药物（利尿剂、麻醉剂、镇静剂）、创伤、卒中、心功能不全、胃肠道出血等（表4–7）。

表4–7 甲减性昏迷的治疗

临床情况	治疗措施
肺换气不足	尽快气管插管和机械通气
低温	毛毯保温，不能主动复温

续表

临床情况	治疗措施
低血压	晶体液或全血谨慎扩容
低血糖	葡萄糖滴注
皮质醇缺乏症	氢化可的松200～400mg静脉注射 $T_4$300～500μg负荷量静脉注射，无反应时加用T_3
甲状腺功能减退症	初始静脉注射剂量为$T_4$200～300μg和$T_3$10～20μg
突发事件	通过特殊处置识别与消除，按经验使用抗生素

（4）血清TT_3、FT_3、TT_4、FT_4降低，并且在有严重全身性疾病时，可进一步降低血清T_3浓度。

甲减性昏迷通常具有典型的临床症状与体征，有甲状腺功能减退病史及明确的诱发因素，血清TSH和T_4测定有助于明确诊断。虽然TSH升高对诊断来说是重要的实验室依据，但是有严重的全身性疾病可以出现TSH不增高。值得注意的是，少数有黏液性水肿昏迷的患者有中枢性甲减，血清TSH是正常或减低。

临床上甲减性昏迷需与垂体危象（Pituitary Crisis，PC）、低血糖昏迷（Hypoglycemia Coma，HC）、肾功能不全（Renal Insufficiency，PI）造成的昏迷相鉴别。

七、治疗与药物应用

鉴于甲减性昏迷的患者的高死亡率，一旦高度怀疑，应立即采取治疗。单用甲状腺激素治疗不能解决所有生理和代谢紊乱，可能会导致预后较差。所有患者应入住ICU，持续监测肺功能和中心静脉压，特别是老年患者或心脏病患者。

（一）辅助呼吸

低通气是甲减性昏迷死亡的常见原因。呼吸功能评估应包括肺功能（血气分析）、肺部感染、巨舌症或喉部黏液水肿所致的气道阻塞。因此，除了为了减轻或预防低氧血症和高碳酸血症的通气支持之外，抗生素治疗和逐步维持一个开放的气道也是必需的，大多数患者需要24～48h的机械通气支持治疗，尤其是那些药物相关的呼吸抑制造成的低通气，有些可能需要几周。机械通气时，应监测动脉血气，有的甚至需要气管插管或气管切开保证充足的供氧，直到患者完全清醒。

（二）低钠血症

低钠血症会导致甲减性昏迷患者的精神状态的改变，尤其是血钠浓度低于120mmol/L。虽然昏迷患者必须静脉给予生理盐水（葡萄糖）来补充日常损失，但是补液量应限制在轻度至中度低钠血症（血清钠浓度120～130mmol/L）水平。

血清钠低于120mmol/L的浓度，可适当给予少量高渗盐水（3%NaCl50～100mL），然后静脉推注40～120mg呋塞米利尿，继续密切监测容量变化。加压素水平升高应用血管升压素拮抗剂是合理的，虽然没有临床使用的报道。可以应用考尼伐坦和托伐普坦（Tolvaptan），已被成功地用来治疗正常容量性和高容量性低钠血症。考尼伐坦建议为首次负荷量20mg静脉滴注，用药时间超过25～30min，之后以每天20mg，持续静脉输注2～4d。托伐普坦最初是每次15mg口服。

（三）低体温

低体温患者必须给予甲状腺激素以使其体温恢复正常，但它的作用很缓慢。覆盖毛毯将防止热损失和保持温度，仅提供小幅度变暖。因此，为使低体温患者有一个温和的保暖状态，把电热毯设置在一个低温状态是可行的，但要谨慎以避免引起血管扩张和外周血管阻力降低与低血压。有观点认为只建议被动变暖，如保持房间温度温暖和使用标准的毯子。

（四）低血压

低血压应由正确的静脉补液来纠正，如果低钠血症是暂时的，首先将5%～10%葡萄糖加入等渗盐水中。如果怀疑肾上腺功能减退就是注射氢化可的松的指征（100mg静脉滴注，每8小时1次）。少数患者可能需要血管加压药物，维持血压直到甲状腺激素开始起作用。

（五）糖皮质激素的治疗

经验性应用糖皮质激素应作为甲减性昏迷初始治疗的一步。少数中枢性甲减昏迷的患者，可能有促肾上腺皮质激素（ACTH）的分泌不足，以及促甲状腺激素缺乏。一些患者既有原发性甲状腺功能减退症，也有原发性肾上腺皮质功能不全（Schmidt's综合征）。甲减性昏迷患者肾上腺皮质功能不全可能有低血压、低血糖、低钠血症、高钾血症、氮质血症存在。然而，大多数甲减性昏迷患者血清皮质醇浓度正常，但其ACTH和皮质醇对应激的反应可能会下降。

甲减性昏迷患者慎用氢化可的松或其他糖皮质激素，肾上腺功能不全患者，在应激反应和甲状腺激素治疗可能增加皮质醇清除率。此外，短效的糖皮质激素治疗是安全的，当病情好转和垂体–肾上腺功能恢复时可以停止。氢化可的松通常经静脉滴注50～100mg，每6～8小时1次，几天后依据临床反应和进一步诊断评估决定减量或停药。

（六）甲状腺激素治疗

甲状腺激素治疗是非常重要的，但对于剂量和剂型（T_4或T_3）有不同的意见。高剂量会带来致命性心动过速或心肌梗死的风险，但低剂量可能无法阻止病情的进一步恶化。鉴于甲减性昏迷的患者在重症疾病和热量摄入不足等情况下，T_4向T_3转换出现障碍，从而使T_4的疗效降低，除给予左甲状腺素，也可静脉注射碘塞罗宁。但使用T_3治疗可能使组织甲状腺激素水平相对较高。经典治疗方案，先给予$T_4$300～500μg负荷量静脉注射，然后每天1.6μg/kg（初始静脉注射，病情允许口服）。如果24h内病情未见好转，可追加T_3治疗。T_3与T_4联合治疗方案是初始静脉注射剂量为$T_4$200～300μg和$T_3$10～20μg，随后依据患者的年龄和心血管危险因素予以$T_3$2.5～10μg，每8小时1次。在临床缓解期，T_3停止给药，T_4替代治疗继续每天口服剂量维持。重度甲状腺功能减退症患者伴垂体–肾上腺皮质功能减退的，单纯使用外源性甲状腺激素可能会加重肾上腺皮质功能不全。因此，加用糖皮质激素，氢化可的松100mg每8小时1次，静脉注射。

第五章 肾上腺疾病

第一节 原发性醛固酮增多症

原发性醛固酮增多症简称原醛症，是由肾上腺皮质分泌过多醛固酮所引起的综合征。临床上主要表现为高血压，是继发性高血压的常见病因之一，占所有高血压人群的0.5%～2%。但近年来其发病率显著升高，有国外学者提出已达10%～15%。

一、病因及分类

（一）特发性醛固酮增多症

特发性醛固酮增多症又名特醛症（idiopathic hyperaldosteronism，IHA）。其肾上腺病变为双侧性球状带细胞增生，可伴小或大结节，结节和增生组织分泌过量的醛固酮。患者对肾素-血管紧张素的反应增强，醛固酮分泌不呈自主性。取站立位时，血肾素的轻微升高即可使血醛固酮增多。静脉滴注血管紧张素Ⅱ后，患者醛固酮分泌增多的反应较正常人和醛固酮瘤患者为强。既往认为IHA的患者只占原醛症的20%～30%，近10年来有明显的增加。1999年，Mayo医院在120例被诊断为原醛症的患者中，IHA占72%，而醛固酮瘤只占28%。Stowassei也曾报道，IHA患者约占原醛症患者的2/3。

（二）醛固酮瘤

醛固酮瘤又称Conn综合征，原认为该病是原醛症最常见的一种，占原醛症的70%～90%，目前这种比例有所改变。瘤体包膜完整，富含脂质，切面呈金黄色，多为一侧单个腺瘤，双侧腺瘤者少见，直径通常<2cm。多为促肾上腺皮质激素（ACTH）反应型，少数为肾素反应型腺瘤（APRA）。APRA患者取站立位后可引起血浆肾素变化，从而导致血醛固酮升高。

（三）醛固酮癌

此型占原醛症的1%。这一类型的肿瘤往往体积大，直径一般在6cm以上，切面可见出血、坏死。瘤体分泌大量的醛固酮，还同时分泌糖皮质激素和雄激素。在细胞学上常难以确定肿瘤的恶性性质，如出现转移病灶则可确诊。

（四）原发性肾上腺增生

原发性肾上腺增生的病理变化为双侧肾上腺结节性增生，并常有一侧较大的结节。与IHA不同的是，患者取站立位后血醛固酮下降或不变，尿18-羟皮质醇及18-氧皮质醇升高。一侧肾上腺全部或部分切除可使患者的高血压、低血钾症状得以有效控制。

（五）异位醛固酮分泌肿瘤

异位醛固酮分泌肿瘤极少见，发生于肾内的肾上腺残余肿瘤或卵巢肿瘤，也有发生于睾丸肿瘤的报道。瘤体除分泌大量的醛固酮外，还可分泌皮质醇等其他激素。

（六）家族性醛固酮增多症

1.家族性醛固酮增多症Ⅰ型

1966年由Sutherland首先报道，患者多为青年起病，肾上腺呈结节性增生，增生部位在球状带或束状带。其又称为糖皮质激素可抑制性醛固酮增多症（GRA），既往还称为ACTH依赖性醛固酮增多症、地塞米松可抑制性醛固酮增多症。该症多为常染色体显性遗传疾病。发病机制为同源染色体间遗传物质发生不等交换，在第8号染色体上11-β羟化酶基因和醛固酮合成酶基因形成一融合基因。融合基因的形成导致醛固酮合成酶在束状带异位表达，并受ACTH的调控，所以患者醛固酮分泌可被糖皮质激素抑制。

2.家族性醛固酮增多症Ⅱ型

该型在1992年由Stowasser首先报道，病情程度不一。病理类型可为肾上腺腺瘤或增生，抑或同时存在。因此，当一个家系中出现两个以上确诊的原醛症患者，醛固酮不能被地塞米松抑制试验所抑制，且基因学检查无融合基因的存在，即可诊断为家族性醛固酮增多症Ⅱ型。

二、临床表现

（一）高血压

高血压为本病的主要症状，也是最常最早出现的临床表现。血压一般波动在收缩压150～240mmHg（20.0～32.0kPa），舒张压90～130mmHg（12.0～17.3kPa），高血压的原因主要是由于过量的醛固酮引起潴钠失钾。钠潴留导致血容量增多，血管壁内的钠离子增加，血管对去甲肾上腺素的反应性增强。患者可出现头痛、头晕、耳鸣、弱视等症状。少数表现为恶性高血压，也有极少数患者血压可完全正常。在原发性高血压患者中，原醛症的发生率为5%～13%。也有文献报道，在难治性高血压患者中的发生率高达20%～40%。常规降压药物效果不好，而用排钾利尿药又容易出现低血钾。患者很少出现水肿，这可能与钠离子的“脱逸”现象有关。病程长者可出现脏器的损害，如心、脑、肾等。

（二）低血钾

低血钾为本症的另一个特征。患者常常在起床时或久坐后忽感下肢不能自主移动，严重时四肢麻痹和呼吸肌麻痹，吞咽困难等。诱发因素有劳累、服失钾性利尿药（如氢氯噻嗪、呋塞米等）、受冷、紧张、腹泻、大汗等多种应激。当心肌受累时，常有期前收缩、心动过速等心律失常等症状，有时病情严重血压下降、心室颤动。低血钾往往出现在高血压发生几年后。在很长时间内，低钾血症曾经被认为是原醛症的一个诊断标准，只有当患者有高血压合并低钾时才会疑及原醛症。但实际上原醛症20%的患者血钾始终正常。一般认为出现低钾血症是原醛症后期的临床表现，因此用血钾来判断原醛症的可能性会出现漏诊。

基于上述原因，有学者提示有下列情况者要进行原醛症方面的检查：

（1）高血压伴低血钾。

（2）顽固性高血压及高血压用一般降压药疗效不显著者。

（3）儿童、青少年高血压患者。

（4）高血压伴肾上腺偶发瘤。

（5）左心室肥大的高血压患者。

（三）阵发性手足搐搦和肌肉痉挛

阵发性手足搐搦和肌肉痉挛主要表现为手足搐搦发作与四肢麻痹交替出现，或上肢、下肢麻痹。表现特点是助产士样手、喉鸣、面部肌肉痉挛，严重时全身惊厥，意识丧失。可能的原因为血浆醛固酮升高时血钾降低，在氢离子和钾离子竞争下钾离子分泌减少，氢离子分泌增多，导致氢离子过多丧失，引起代谢性碱中毒。

（四）其他

多尿烦渴，尤以夜间多尿。由于长期大量失钾，肾小管上皮细胞空泡样变，影响肾小管功能，水重吸收能力降低。患者常诉说多尿、夜尿、烦渴、多饮，尿量可达3000mL/d以上。

三、诊断步骤

目前，对于原发性醛固酮增多症的诊断分为三个步骤：一为筛查诊断，二为确诊试验，三为分型试验。

（一）筛查诊断

1.尿钾测定

原醛症患者尿钾的排出量较大，24h尿钾如果超过25～30mmol/L有临床意义。

2.血钠血钾测定

血钠在正常值范围内或略高于正常。多数患者血钾呈持续低血钾状态，测定值在低限或低于低限值，少数患者血钾可在正常范围内。

3.血醛固酮和尿醛固酮测定

血醛固酮的分泌呈间歇性节律，故应多次测定。一般常测定8：00、16：00血中浓度。24h尿醛固酮测定应在低血钾纠正后进行。

4.肾素活性测定

应注意的是，约有30%的原发性高血压的患者肾素活性低于正常。因此，低肾素活性并非原醛症所独有。

5.血浆醛固酮与肾素活性比值

这一方法筛查原醛症被临床普遍接受，比较简单，无须事先给钠负荷。直立位时，该比值>30须考虑原醛症。该检查结合血浆醛固酮浓度>554pmol/L，对诊断原醛症的敏感性和特异性分别为90%及91%。

约20%的原发性高血压患者血浆肾素水平会降低，可导致假阳性结果。而低血钾会降低血浆醛固酮水平，因此需在实验前摄取足够的钾以避免假阴性。另外，试验还受β受体阻断药、噻嗪类利尿药、ACEI（血管紧张素转换酶抑制剂）以及患者的体位、不同的抽血时间、食盐的摄入量等因素的影响。因此，为保证实验室测定结果的可靠性，应矫正低钾，检查前在保证患者安全的前提下，停用上述药物2～4周。另外，此方法个体内、个体间差异性较大，仅37%的患者结果保持恒定，因此应当反复检查。

（二）确诊试验

1.钠负荷试验

试验前留取24h尿测定醛固酮、钾、钠、肌酐、皮质醇，同时抽血查血钾、血醛固酮、皮质醇、肾素活性。每日进餐高钠饮食，钠负荷＞200mg/d，钾的摄入量在60mmol/d，连续3d，后测定24h尿醛固酮量，同时测定24h尿钠和尿肌酐以确认摄入高钠和充足的尿样采集。高钠饮食后不能将尿醛固酮抑制到14mg/24h以下者可确诊原醛症。该实验对确诊原醛症的敏感性和特异性分别为96%及93%。

2.静脉高钠试验

测基础醛固酮，然后静脉滴注0.9%氯化钠溶液500mL/h，4h后再测量血醛固酮。静滴氯化钠后不能将血醛固酮水平抑制到166.2pmol/L以下者，可确诊为原醛症。

3.氟氢可的松抑制实验

每6h口服氟氢可的松0.1mg或每12h口服0.2mg，同时予高钠饮食，＞200mg/d，连续4d，试验前后测血醛固酮。服药后血醛固酮未被抑制到138.5pmol/L以下者，可确诊为原醛症。

（三）分型试验

原醛症诊断确立后，应进一步区分原醛症的亚型，尤其是醛固酮瘤和特发性醛固酮增多症的鉴别十分重要。

1.影像学检查

目前CT扫描和磁共振显像仍是原醛症患者术前鉴别诊断的主要手段，但对直径＜0.5cm的肿瘤敏感性很低。特发性肾上腺皮质增生可显示双侧肾上腺增大或呈结节样改变。如发现直径＞3cm的肾上腺肿块，边缘不光滑，形态呈浸润状，结合病史要考虑肾上腺癌的可能。一般认为，直径在1cm以上的醛固酮瘤，CT的检出率在90%以上。MRI对肾上腺瘤的检出率低于CT，但因MRI无放射性危害，故可用于孕妇的可疑病变诊断。

2.肾上腺B超检查

肾上腺B超检查简便易行，常用于定位诊断。但一般认为B超可以发现直径＞1cm瘤体，对于＜1cm者显示正确率不足50%。难以区别小结节与特发性增生之大结节。

3.直、卧位血浆醛固酮浓度变化

该试验可以有效地区别醛固酮瘤和特发性醛固酮增多症。首先测量卧位血醛固酮水平，后取直立位4h后再测定。70%的特发性原醛症患者直立位后醛固酮浓度较基础值升高33%以上。而50%的醛固酮瘤患者直立位后血醛固酮水平无明显变化或较卧位值下降。

4.肾上腺静脉导管术

1967年肾上腺静脉抽血检查（AVS）首次被用于醛固酮瘤与特发性醛固酮增多症的鉴别诊断，目前认为AVS是原醛定位诊断的金标准。在两侧肾上腺静脉直接取血能较精确地反映患者两侧肾上腺分泌醛固酮的量，但由于穿刺技术难度高，有创伤性，故一直不被用作常规检查，今后其诊断价值会随着穿刺技术水平的改善而增高。有学者提出，对于体位试验与CT结果不符，或CT阴性、可疑患者，都应进一步行AVS，甚至有条件的可将其扩大至所有原醛症患者。

5.地塞米松抑制试验

该试验主要用来鉴别糖皮质激素可抑制性醛固酮增多症，受试者每6h口服地塞米松0.5mg，连续2～4d，如服药后血醛固酮水平被抑制，则可确诊为糖皮质激素可抑制性醛固酮增多症。

四、治疗与药物应用

原醛症的治疗目标是使患者血压、血钾水平恢复正常，降低高血压、低血钾引起的并发症发生率和病死率；使循环中的醛固酮水平正常化，或者阻断醛固酮受体，抑制过量的醛固酮造成对心血管系统的负面效应。

（一）手术治疗

腺瘤及原发性肾上腺增生患者应首选手术治疗；特醛症患者手术疗效欠佳，目前多用药物治疗；CRA患者可用糖皮质激素治疗。

术前给予螺内酯100～500mg/d，以纠正低血钾并减轻高血压，必要时可适当补钾。待血钾正常、血压下降、药物减至维持量时，即行手术。腺瘤患者行腺瘤摘除术，原发性肾上腺增生患者行肾上腺大部切除或单侧肾上腺切除术。

目前，保留肾上腺组织的手术（ASS）得到许多学者的认同。推荐ASS的适应证是：

（1）平扫CT值≤11HU，延迟增强CT值≤37HU。

（2）肿瘤≤3cm。

（3）位置不在肾上腺中央。

ASS的优点是可以保留足够多的正常组织及其血供。有研究证实，ASS组和患侧肾上腺全切组总有效率差异无显著性意义，而保留较多肾上腺组织，对血管紧张素及儿茶酚胺反应与正常人相同。

1992年，加拿大Cagner首次采用腹腔镜行肾上腺切除术，目前世界上很多临床中心腹腔镜手术已经成为手术治疗醛固酮瘤的金标准。与开放性手术相比，腹腔镜肾上腺切除术的优点是需要输血和术后止痛的患者少，术后患者能够早期活动和进食，但对增生者手术效果较差。1998年，又有创伤更小的针式腹腔镜运用于肾上腺切除术。

术后大多数患者血、尿醛固酮浓度迅速下降，电解质紊乱可在数日或数周之内得以恢复，由于患者肾脏潴钠功能较差，血压下降至正常，可能有的患者血压仍高，可用螺内酯治疗。

（二）药物治疗

药物治疗的适应证：

（1）特发性醛固酮增多症。

（2）糖皮质激素可治性的醛固酮增多症患者。

（3）醛固酮腺瘤手术后患者，不能耐受手术或不愿接受手术治疗的患者。

1.螺内酯

与醛固酮竞争性地结合盐皮质激素受体（MR），从而抑制醛固酮的作用，使过量醛固酮无法发挥作用，起到缓解病情的作用。原醛症患者接受螺内酯治疗，收缩压和舒张压可分别下降40～60mmHg和10～20mmHg（1mmHg=0.133kPa）。一般剂量为180～240mg/d，分次口服，待症状好转后减为40～80mg/d。螺内酯除与MR结合外，还与雄激素受体、黄体酮受体结合，引起男性乳房女性化、男性勃起功能障碍及女性月经紊乱。螺内酯引起的男性乳房女性化的发生率与剂量相关，当剂量低于50mg/d时，发生率为6.9%；剂量>150mg/d时，发生率为52%。10%男性患者服用螺内酯后，可出现乳房女性化或伴有乳房疼痛。

2.氨苯蝶啶

此药具有保钾利尿的作用，但并不竞争性拮抗醛固酮。与噻嗪类药物联合治疗，可以使血压从168/101mmHg降至130/84mmHg。该联用方案有可能为无法耐受螺内酯的患者提供一种有效的治疗选择。

3.阿米洛利

对于不能耐受醛固酮受体拮抗药的患者，可以考虑采用阿米洛利治疗。该药阻滞远曲小管和集合管的钠通道，从而促进钠的排出，并抑制钾的分泌，起到排钠、排尿、保钾的作用。但是，阿米洛利不能拮抗醛固酮对器官的损害效应，而且与螺内酯相比较，其针对原醛症的降压效果也显得逊色。如果高血压持续存在，则应增加噻嗪类利尿药。

4.钙拮抗药

多种调节因素可以刺激醛固酮产生，钙离子是各条通路的最终交汇点，因而钙拮抗药治疗原醛症是合理可行的途径。它们不仅可以抑制醛固酮分泌，而且可以抑制血管平滑肌收缩，减小血管阻力，从而降低血压。

5.ACEI

此药通过对血管紧张素转化酶的抑制，可以减少特醛症中醛固酮的产生。

醛固酮增多症的手术治疗效果不佳，肾上腺次全切除并不能缓解症状，因此药物治疗成为该症的首选治疗。一般选用地塞米松1～2mg/d或泼尼松7.5～12.5mg/d，儿童量减半。服药2周内即可完全缓解症状，然后根据个体差异选用最适的维持量，保证既可改善症状，又不出现医源性皮质醇增多症。

第二节　继发性醛固酮增多症

继发性醛固酮增多症（继醛症）是由于肾上腺外的原因引起肾素-血管紧张素系统兴奋，肾素分泌增加，导致醛固酮继发性的分泌增多，并引起相应的临床症状，如高血压、低血钾和水肿等。

一、病因

有效循环血量下降所致肾素活性增多的继醛症，包括：

（1）各种失盐性肾病，如多种肾小球肾炎、肾小管性酸中毒等。

（2）肾病综合征。

（3）肾动脉狭窄性高血压和恶性高血压。

（4）肝硬化合并腹腔积液以及其他肝脏疾病。

（5）充血性心力衰竭。

（6）特发性水肿。

肾素原发性分泌增多所致继醛症，包括：

（1）肾小球旁细胞增生（Bartter综合征）、Gitelman综合征。

（2）肾素瘤（球旁细胞瘤）。

（3）血管周围细胞瘤。

（4）肾母细胞瘤。

二、病理生理

肾病综合征、失盐性肾脏疾病，由于缺钠和低蛋白血症，有效循环血量减少，球旁细胞压力下降，使肾素-血管紧张素系统激活，导致肾上腺皮质球状带分泌醛固酮增加。

肾动脉狭窄时，入球小动脉压力下降，刺激球旁细胞分泌肾素。

醛固酮85%在肝脏代谢分解，当患有肝硬化时，对醛固酮的清除能力下降，血浆醛固酮半衰期延长，由30min延长至60～90min。同时由于腹腔积液的存在，刺激球旁细胞肾素分泌增多，两者均可导致患者醛固酮水平明显增高。

特发性水肿是由于不明原因的水盐代谢紊乱，水肿所产生的有效循环血量下降刺激肾素分泌增多，导致醛固酮水平增高。

心力衰竭可以使醛固酮的清除能力下降，且有效循环血量不足，均可兴奋肾素-血管紧张素系统，使醛固酮的分泌增加。

Bartter综合征（BS）系常染色体显性遗传疾病，是Bartter于1962年首次报道的一组综合征，主要表现为高血浆肾素活性、高血浆醛固酮水平、低血钾、低血压或正常血压、水肿、碱中毒等。病理显示患者的肾小球旁细胞明显增多，主要是肾近曲小管或髓袢升支对氯离子的吸收发生障碍，并伴有镁、钙的吸收障碍，使钠、钾离子重吸收被抑制，引起体液和钾离子丢失，导致肾素分泌增加和继发性醛固酮增多，前列腺素产生过剩，血管壁对血管紧张素Ⅱ反应缺陷，肾源性失钠、失钾，血管活性激素失调。

目前临床上将BS分为3型。

（1）经典型：幼年或儿童期发病，有多尿、烦渴、乏力、遗尿（夜尿增多），有呕吐、脱水、肌无力、肌肉痉挛、手足搐搦、生长发育障碍。不治疗者可出现身材矮小，尿钙正常或增高，肾脏无钙质沉着。

（2）新生儿型：多发病于新生儿，也可在出生前被诊断。胎儿羊水过多，胎儿生长受限，大多婴儿为早产。出生后几周可有发热、脱水，严重时可危及生命。部分患儿伴有面部畸形、生长发育障碍、肌无力、癫痫、低血压、多饮、多尿。儿童早期被诊断前通常有严重的电解质紊乱和相应的症状。常因高尿钙，早期即有肾脏钙质沉着。

（3）变异型：Gitelman综合征（GS），发病年龄较晚，多在青春期后或成年起病，症状轻。有肌无力，肌肉麻木，心悸，手足搐搦。生长发育不受影响。部分患者无症状，可有多饮、多尿症状，但不明显。部分患者有软骨钙质沉积，表现为受累关节肿胀疼痛。其是BS的一个亚型，但目前也有人认为GS是一种独立的疾病。

肾素瘤的肿瘤源于肾小球旁细胞，也称血管周细胞瘤。肿瘤分泌大量肾素，可引起高血压和低血钾。本病的特点：

（1）患者年龄轻，但高血压严重。

（2）有醛固酮增多症的表现，有低血钾。

（3）肾素活性明显增加，尤其是肿瘤一侧肾静脉血中。

（4）血管造影可显示肿瘤。

甘草内含有甘草次酸，具有潴钠排钾作用。服用大量甘草者，可并发高血压、低血钾，血浆肾素低，醛固酮的分泌受抑制。

三、临床表现

继发性醛固酮症由多种疾病引起，各有其本身疾病的临床表现，下述为本症相关的表现。

（一）水肿

原有疾病无水肿，出现继醛症时一般不引起水肿，因为有钠代谢“脱逸”现象。原有疾病有水肿（如肝硬化），发生继醛症可使水肿和钠潴留加重，因为这些患者钠代谢不出现“脱逸”现象。

（二）高血压

因各种原因引起肾缺血，导致肾素–血管紧张素–醛固酮增加，高血压发生。分泌肾素的肿瘤患者，血压高为其主要的临床表现。而肾小球旁细胞增生的患者，血压不高为其特征。其他继醛症患者血压变化不恒定。

（三）低血钾

继醛症的患者往往都有低血钾。

四、辅助检查

（一）血液检查

血清钾为1.0～3.0mmol/L，血浆肾素活性多数明显增高，在27.4～45.0ng/（dL・h）[正常值1.02～1.75ng/（dL・h）]；血浆醛固酮明显增高，24h尿醛固酮增高。

（二）影像学检查

肾上腺动脉造影以了解有无肿瘤压迫情况。B超探查对肾上腺增生或肿瘤有价值。磁共振检查是目前较先进的方法，以了解肿瘤的部位及大小。肾穿刺以了解细胞形态，能确定诊断。

五、治疗与药物应用

（一）手术治疗

手术切除肾素分泌瘤后，可使血浆高肾素活性、高醛固酮症、高血压和低血钾性碱中毒所致的临床症状恢复正常。

（二）药物治疗

1.维持电解质的稳定

低钾的患者补充钾盐是简单易行的方法，口服或静脉输注或肌内注入。手足搐搦或肌肉痉挛者可给予补钙、补镁。

2.抗醛固酮药物

螺内酯可以拮抗醛固酮作用，在远曲小管和集合管竞争抑制醛固酮受体，增加水和Na^+、Cl^-的排泌，从而减少K^+、H^+的排出。螺内酯剂量根据病情调整，一般每天用量60～200mg。

3.血管紧张素转换酶抑制剂（ACEI）

此类药物应用较广，可有效抑制肾素-血管紧张素-醛固酮系统，阻断ATI向ATⅡ转化，有效抑制血管收缩，减少醛固酮分泌，帮助预防K^+丢失。同时其还有降低蛋白尿、降高血压等作用。

4.非甾体抗炎药

吲哚美辛应用较广，可抑制PG的排泌，并有效抑制PG刺激的肾素增高，保持血压对血管紧张素的反应性。另外，其还有改善患儿生长发育的作用。GS患者因PGE_2为正常，故吲哚美辛GS无效。BS和GS两者均不可治愈，多数患者预后较好，可正常生活，但需长期服药。

第三节 原发性慢性肾上腺皮质功能减退症

肾上腺慢性皮质功能减退是由于双侧肾上腺破坏引起的肾上腺皮质功能减退。按病因可分为原发性与继发性两类，原发性者又称Addison病。该病于1856年被命名，由于自身免疫、结核、真菌、艾滋病等感染或肿瘤转移、淋巴瘤/白血病浸润、淀粉样变、双侧肾上腺切除、长期应用肾上腺酶系抑制药或细胞毒药、血管栓塞等原因破坏双侧肾上腺的绝大部分（90%以上），引起肾上腺皮质激素分泌不足所致。Addison病多见于成年人，老年人和幼年者较少见，在结核病发病率高的国家和地区，肾上腺结核仍是本病的首要原因，结核性者男多于女，而另一常见病因自身免疫所致“特发性”者，则女多于男。

一、病因

（一）特发性功能减退

特发性功能减退是最常见的引起肾上腺皮质功能减退的原因，其发生与自身免疫有关，自身免疫过程使两侧肾上腺皮质被毁，特点为肾上腺萎缩，皮质的三带结构消失，伴淋巴细胞浸润。患者血中可检出针对肾上腺的抗体以及其他自身抗体，如胃壁细胞抗体、胰岛素自身抗体等。常伴有其他器官自身免疫性疾病，如特发性甲状腺功能减退等。

（二）肾上腺结核

该项占病因的80%左右，随着结核病的控制，其发病率也减少。结核侵犯到肾上腺组织，当皮质破坏达50%时才出现临床症状。一般来说，肾上腺结核病变发生在结核病感染的较后期，大多在初次感染5年以后，半数在初次感染10年以后。

（三）其他

其他病因如恶性肿瘤、全身性真菌感染、全身淀粉样变性、先天性肾上腺发育不全等。

二、临床表现

Addison病典型者诊断并不困难，临床上表现为乏力、食欲减退、体重减轻、血压降低、皮肤黏膜色素增加、低血钠、高血钾、血糖偏低、血与尿皮质醇降低、血浆ACTH明显增高。具体阐述以下几个方面。

（一）皮肤、黏膜色素沉着

皮肤、黏膜色素沉着为本病特征，发生在面部、四肢等暴露处，关节屈面，皱纹多受摩擦之处；牙龈、舌、口腔黏膜处；指（趾）甲根部、瘢痕、乳晕、外生殖器、肛门处。其产生原因为血皮质激素水平下降，对垂体释放的ACTH负反馈抑制减弱，使ACTH分泌增多，而ACTH前13个氨基酸与黑色素细胞刺激素（MSH）结构完全相同，故导致皮肤、黏膜黑色素沉着。

色素沉着是鉴别原发性和继发性肾上腺皮质功能减退症的主要依据之一。继发性者由于ACTH分泌减少，皮肤非但不会色素沉着，反而颜色会变淡。

（二）乏力

患者虚弱无力，精力不充沛，思想不集中等。其发生原因是糖激素、盐激素等缺乏所致的蛋白质、糖代谢紊乱，或由电解质失调、脱水而引起。

（三）心血管症状

低血压和心脏缩小，经常头晕眼花，血压有时低于80/50mmHg（10.7/6.7kPa）。心脏浊音界缩小，X线显示心影缩小。

（四）消化道紊乱

消化道症状的出现表示病情比较严重，有食欲缺乏、恶心、呕吐、腹胀、腹泻、腹痛等胃肠功能紊乱症状。患者喜食咸食，有的患者因得不到钠的补充而出现肾上腺皮质功能危象。

（五）低血糖症状

在剧烈活动后易出现饥饿、心慌、软弱、出虚汗等，严重时视物模糊、复视、精神失常，甚至昏迷。

（六）体重下降

体重的降低与病程和轻重程度有关，一般是由消化道症状引起的。

（七）神经系统症状

精神萎靡、淡漠、记忆力减退、失眠等。

（八）性功能紊乱

女性腋毛、阴毛稀少，月经失调、闭经；男性阳痿，毛发减少。

（九）激素分泌不足，抵抗力低下

表现在对各种刺激抵抗力减弱，特别在应激时，如感染、创伤等可诱发急性肾上腺皮质功能危象。

三、实验室检查

（一）血、尿皮质醇沉淀

于8：00、16：00及24：00，3次抽血检测皮质醇水平，呈低平曲线，血浆水平应低于正常或昼夜节律性消失。

大多数患者24h尿游离皮质醇常低于正常或正常低限，但也有部分患者可以为正常，但是对激发试验无反应。

（二）血浆ACTH测定

原发性者ACTH明显升高，继发于垂体功能低下者则低于正常。

（三）水负荷试验

正常人在20min内饮水1000mL，在3h内几乎全部排出，每分钟最高排尿量＞10mL，而本病患者＜4mL。而给予泼尼松10mg后，尿量大增或接近正常水平。在试验中或后应密切观察，如出现水中毒的表现，立即给予糖皮质激素。在试验结束时如尿量很少，应给予泼尼松10mg。血钠过低者不宜行水负荷试验。

（四）ACTH刺激试验

ACTH刺激肾上腺皮质激素分泌激素是反映肾上腺皮质储备功能的方法，在原发性者连续刺激2～5天，无反应，轻者早期可有低反应。

（五）血液生化

血红细胞、血红蛋白、中性粒细胞、血小板轻度降低，是刺激骨髓造血作用减弱所致。血清钠、氯低于正常，血清钾增高。空腹血糖低于正常，行75g葡萄糖耐量试验呈低平曲线。

四、治疗与药物应用

（一）一般治疗

营养易消化的饮食，特别是增加食盐的进量，每日10～15g。补充多种维生素，并维持水、电解质平衡，纠正脱水，必要时补充氯化钾溶液对恢复血容量和改善血循环功能有重要意义。

（二）基础激素替代治疗

1.糖皮质激素替代治疗

氢化可的松（皮质醇）为首选药物，对保持糖代谢和防止危象有重要作用。每日20～60mg，分别于早餐后给2/3量，午餐或晚餐后给1/3量。

可的松需经肝脏转化为氢化可的松，才能发挥生理作用。每日20～37.5mg，服用方法同上。

口服皮质醇或可的松的不足之处：一是血药浓度波动过大，口服30min后血药浓度很快达到高峰，随即下降，半衰期约为80min，导致夜间及次晨服药前血药浓度过低，不能真正模拟激素的生理作用模式；二是易出现乏力、恶心，对ACTH的负反馈抑制也不够充分，色素沉着消退不够满意，极少数患者尚可出现垂体ACTH细胞增生，甚至形成ACTH瘤。人工合成的中长效制剂血药浓度稳定，生理作用更平稳，近年有主张用中长效制剂，如泼尼松，取代短效的皮质醇或可的松，但缺点是潴钠作用较弱。如果采用，则必须补充足够食盐及加用盐皮质激素。此外，泼尼松在人体内必须经C1–2位加氢还原为皮质醇后才有活性，故在有肝病情况下使用时必须注意。

泼尼松龙（去氢氢化可的松）为皮质醇的衍化物，经肝脏转化为泼尼松龙才能充分发挥生理效应，剂量为5～15mg/d。

糖皮质激素的给药方式一般模仿激素分泌周期，在8：00服皮质醇20mg（或可的松25mg），16：00服皮质醇10mg（或可的松12.5mg）。若采用泼尼松、泼尼松龙或地塞米松替代，则宜在睡前给药，用量为泼尼松或泼尼松龙5～7.5mg或地塞米松0.25～0.75mg。

2.盐皮质激素替代治疗

经糖皮质激素合并高盐饮食治疗不够满意时，可同时应用储钠激素。

（1）9α–氟氢可的松：每天上午8：00 1次口服0.05～0.15mg，为首选药，也许是许多国家唯一使用的盐皮质激素。

（2）醋酸去氧皮质酮（DOCA）油剂：每天1～2mg或隔天2.5～5.0mg肌内注射，可用于不能口服的患者。

（3）三甲基醋酸去氧皮质酮：每次25～50mg肌内注射，潴钠作用可持续3～4周。

（4）甘草流浸膏：每次3～5mL，每天2～3次，稀释后口服，有类似去氧皮质酮的作用，但作用较弱。

在盐皮质激素服用的过程中，为避免盐皮质的不良反应，开始宜用较小剂量，如每日口服9α–氟氢可的松0.05mg或肌内注射醋酸去氧皮质酮1mg，然后根据疗效调整。剂量不足时仍感乏力、低血压、高血钾和低血钠；剂量过大会出现水肿、高血压、低血钾，甚至发生心力衰竭。有肾炎、高血压、肝硬化和心功能不全者，用药须格外小心。如出现过量的表现，即应停药数天，限盐、补钾，必要时用利尿药，等体内水钠过多现象消失后，再用较小剂量的储钠激素。

应激时需增加激素的补充量，否则易发生肾上腺皮质危象。轻度应激如感冒、拔牙时，在基础皮质醇剂量上，每日增加50mg左右，应激过后渐减至原来的基础用量。发生胃肠道紊乱，伴有呕吐或腹泻时，应将口服制剂改为静脉滴注，剂量较基础增加50mg左右（可用皮质醇100mg）或地塞米松5mg，并静脉补充适量水及电解质。重度应激如手术或严重感染，每日皮质醇总量不得少于300mg。大手术前应使体内有皮质激素储备可在术前12h及2h时各肌内注射醋酸可的松100mg，或在手术前1h每8h肌内注射琥珀酸氢化可的松75mg。手术时在静脉补液中加皮质醇100mg，如血压下降，应加快皮质醇滴速，并在100mg滴完后继续应用，直到病情好转。手术后第1日每6h肌内注射醋酸可的松50mg，第2、3日可每8h肌内注射1次，第4、5日每12h肌内注射1次，第6、7日如病情稳定，可改为口服，每8h服皮质醇20mg或可的松25mg，以后可递减至基础维持量。如发生手术并发症，激素剂量应在并发症好转后再逐步减少。

第四节　肾上腺危象

肾上腺危象是指由各种原因导致急性肾上腺皮质激素分泌不足或缺乏而引起的一系列临床症状，病情凶险，进展急剧，如不及时救治可致休克、昏迷、死亡。

一、病因

（一）原有慢性肾上腺皮质功能减退症加重

因感染、创伤、手术、胃肠紊乱、妊娠、分娩或停用激素等诱发原有的慢性肾上腺皮质功能减退症加重，诱发肾上腺危象。

（二）药物

长期（2周以上）使用大剂量皮质激素治疗的患者，如泼尼松20mg/d或相当剂量的其他剂型。垂体-肾上腺皮质功能受到反馈抑制，导致继发性肾上腺皮质萎缩，ACTH分泌减少。在突然中断用药、撤药过快或遇到严重应激情况而未及时增加皮质激素时，可使处于抑制状态的肾上腺皮质不能分泌足够的肾上腺可的松而诱发危象。此外，腺垂体功能减退患者在肾上腺皮质未替代完全时，使用甲状腺制剂亦可诱发危象。

（三）急性肾上腺出血

（1）新生儿难产、窒息、剧烈复苏过程中，成年人腹部手术致肾上腺创伤，肾上腺内充满大量血液。

（2）严重败血症，主要为脑膜炎双球菌性败血症，致弥散性血管内凝血（DIC），多见于儿童。肾上腺内有大片出血或有许多小出血区。出血部位主要在髓质及皮质的网状带，同时有散在的多发性血栓形成。

（3）双侧肾上腺静脉血栓形成，多见于成年人，髓质部位的出血重于皮质，有时在皮质外周还有一圈正常组织。

（4）肾上腺出血是全身出血性疾病，如白血病、血小板减少性紫癜的表现之一。

（5）心血管手术及器官移植手术中抗凝药物使用过多均可导致肾上腺出血而诱发危象。

（四）肾上腺切除术后

双侧切除或一侧因肾上腺肿瘤切除，而对侧肾上腺已萎缩，对ACTH的刺激不起反应，术后未及时进行激素的替代，均可引起急性肾上腺皮质功能衰竭。

二、临床表现

肾上腺危象的临床表现因病因不同而有各自的临床特点，也有共同的临床表现，一般分为两个方面：一为急性肾上腺皮质功能减退的临床表现，二为促发或导致急性肾上腺皮质功能减退的疾病的症状。全身症状表现为精神萎靡、乏力；出现中、重度脱水，口唇及皮肤干燥、弹性差；大多有高热，有时体温也可以正常或低于正常；原有肾上腺皮质功能减退的患者发生危象时皮肤黏膜色素沉着加深；症状大多为非特异性，起病数小时或1～3天后病情急剧恶化。

由于水、钠大量丢失，血容量减少，表现为脉搏细弱、皮肤湿冷，四肢末梢冷而发绀，心率增快、心律失常，血压下降、直立性低血压，虚脱，严重时出现休克。糖皮质激素缺乏致胃液分泌减少，胃酸和胃蛋白酶含量降低，肠吸收不良以及水、电解质失衡，表现为厌食、腹胀、恶心、呕吐、腹泻、腹痛等。肾上腺动、静脉血栓引起者，脐旁肋下2指处可突然出现绞痛，迅速加重，出现呕吐。白细胞多增高。

精神萎靡、烦躁不安或嗜睡、谵妄或神志模糊，重症者可昏迷。低血糖者表现为无力、出汗，视物不清、复视或出现低血糖昏迷。由于血压下降，肾血流量减少，肾功能减退可出现尿少、氮质血症，严重者可表现为肾功能衰竭。

三、实验室检查

实验室检查可出现下列改变：

（1）低血糖。

（2）血中尿素氮增高。

（3）低血钠。

（4）可有高血钾，也可以为正常或降低。

（5）血浆氢化可的松降低。

（6）血常规及白细胞总数和中性粒细胞明显升高。

（7）血小板计数减低，部分患者可出现凝血时间延长，凝血酶原时间延长。

临床上怀疑有急性肾上腺皮质功能减退时，应立即抢救，不可等实验室检查结果。

四、诊断及鉴别诊断

在原有慢性肾上腺皮质功能减退症基础上发生的危象诊断较容易。若既往无慢性肾上腺皮质功能减退症病史，诊断就比较困难。临床上对于有下列表现的急症患者应考虑肾上腺危象的可能：

（1）所患疾病并不严重而出现明显的循环衰竭以及不明原因的低血糖。

（2）难以解释的恶心、呕吐。

（3）体检发现皮肤、黏膜有色素沉着、体毛稀少、生殖器官发育差。

（4）既往体质较差以及休克者经补充血容量和纠正酸碱平衡等常规抗休克治疗无效者。

本症应与感染性休克等内科急症进行鉴别。感染性休克常以严重感染为诱因，在毒血症或败血症的基础上伴有DIC。有时二者在临床上难以区分，但治疗原则相似，鉴别困难时可不予严格区分，诊断和治疗同时进行，以稳定病情、挽救生命。

五、治疗与药物应用

治疗原则是补充肾上腺皮质激素，纠正水、电解质紊乱和维持酸碱平衡，并给予抗休克、抗感染等对症支持治疗，同时应积极地处理诱发疾病。

（一）补充肾上腺皮质激素

1.糖皮质激素的补充

（1）氢化可的松（皮质醇）：为治疗首选药物，对保持糖代谢和防止危象有重要作用。立即静注氢化可的松或琥珀酰氢化可的松100mg，以后每6h静滴100mg。第1天氢化可的松总量约400mg，第2、3天可减至300mg，分次静滴。如病情好转，继续减至每日200mg，继而每日100mg。待患者呕吐症状消失，全身状况好转可改为口服。当口服剂量减至每日50～60mg时，可加用盐皮质激素。

（2）可的松：需经肝脏转化为氢化可的松，才能发挥生理作用。每日维持补充剂量为20～37.5mg。

（3）泼尼松龙（去氢氢化可的松）：为皮质醇的衍化物，经肝脏转化为泼尼松龙才能充分发挥生理效应，剂量为5～15mg/d。

2.盐皮质激素的补充

经糖皮质激素合并高盐饮食治疗不够满意时，可同时应用储钠激素。

（1）9α-氟氢可的松：每日0.05～0.2mg，早晨1次口服，潴钠作用比氢化可的松强100倍。

（2）醋酸去氧皮质酮油剂（DOCA油剂），适用于低血压、低血钾和血容量减少的患者。每日或隔日肌内注射2.5～5mg。

（3）三甲基醋酸去氧皮质酮：每日肌内注射25～50mg。

（4）甘草流浸膏：有类似去氧皮质酮的作用，每日10～15mg，分次口服，其作用较小，最好与DOCA合用。

（二）纠正水、电解质紊乱

补液量及性质视患者脱水缺钠程度而定，如有恶心、呕吐、腹泻、大汗而脱水、缺钠较明显者，补液量及补钠量宜充分；相反，由于感染、外伤等原因，且急骤发病者，缺钠、脱水不致过多，宜少补盐水为妥。一般采用5%葡萄糖生理盐水，可同时纠正低血糖并补充水和钠；应视血压、尿量、心率等调整用量；还须注意钾和酸碱平衡。血钾在治疗后会出现急骤下降。

（三）对症治疗

降温、给氧，有低血糖时可静注高渗葡萄糖。补充皮质激素、补液后仍休克者应予以血管活性药物。有血容量不足者，可酌情输全血、血浆或人血清白蛋白。因患者常合并感染，须用有效抗生素控制。

（四）治疗原发病

在救治肾上腺危象的同时要及时治疗原发疾病。对长期应用皮质激素的患者须考虑原发疾病的治疗，如有肾功能不全者应选用适当的抗生素并调整剂量。因脑膜炎双球菌败血症引起者，除抗感染外，还应针对DIC给予相应治疗。

参考文献

[1]辛春雷．临床内科疾病诊断与药物治疗[M]．北京/西安：世界图书出版公司，2023.

[2]李志宏．临床内科疾病诊断与治疗[M]．汕头：汕头大学出版社，2023.

[3]吴照科．临床内科疾病诊疗案例分析[M]．开封：河南大学出版社，2023.

[4]陈丽．临床肾内科疾病诊断与治疗[M]．青岛：中国海洋大学出版社，2023.

[5]杨柳．临床心血管内科疾病诊疗学[M]．上海：上海科学技术文献出版社，2023.

[6]刘天君．临床肾脏内科疾病理论与实践[M]．上海：上海交通大学出版社，2023.

[7]刘静．神经内科疾病临床诊治与康复[M]．青岛：中国海洋大学出版社，2023.

[8]孙轸，薛文婷，林梵．常见消化内科疾病诊疗方法[M]．武汉：湖北科学技术出版社，2023.

[9]刘秀红．临床中医内科疾病诊疗[M]．北京：世界图书出版有限公司，2022.

[10]韩慧．临床内科疾病诊治与处理[M]．长春：吉林科学技术出版社，2022.

[11]王秀萍．临床内科疾病诊治与护理[M]．西安：西安交通大学出版社，2022.

[12]韩岩智．临床内科疾病综合治疗[M]．哈尔滨：黑龙江科学技术出版社，2022.

[13]刘伟霞．内科疾病临床治疗[M]．哈尔滨：黑龙江科学技术出版社，2022.

[14]王晨．内科疾病临床诊疗实践[M]．哈尔滨：黑龙江科学技术出版社，2022.

[15]王蕾．内科疾病诊断与临床用药[M]．北京：世界图书出版有限公司，2022.